斷糖生酮飲食法

体が生まれ変わる「ケトン体」食事法

日本權威醫學博士 —— 白澤卓二／著

你每天
吃下多少糖？

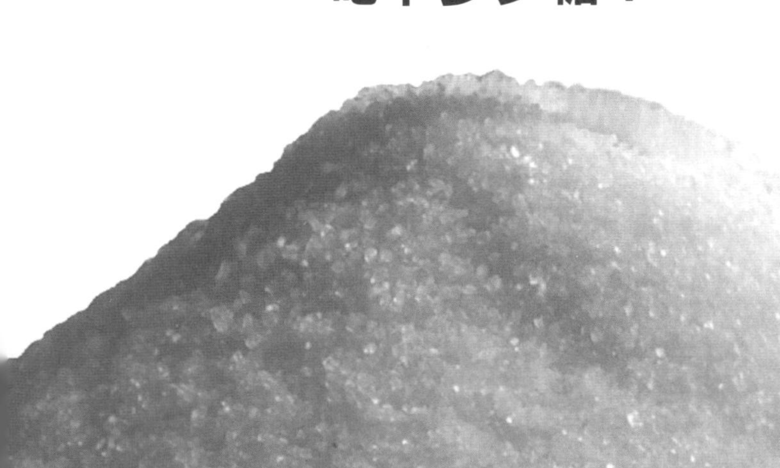

吃對食物，才是最有效的健康方法！

推薦序

幾年前，我曾經在廣播節目上探討「石器時代飲食，逆轉文明病」的主題。試想，二百多萬年來都以蔬菜水果、野生動物為主要食物來源，幾乎不碰稻米、小麥等禾本植物種子的人類，卻在進入農耕時代後這短短一萬年間，徹底轉變成以「麵包、米飯」等高醣質食物為主食，難道身體不會因為不適應而感到龐大的負擔嗎？答案自然是肯定的。

錯誤的飲食習慣，一直是現代人常常生病的主要原因。攝取過多醣質，不但增加胰島素抗阻的風險，也會導致血液中的三酸甘油脂升高，產生肥胖、三高等層出不窮的問題。《斷糖生酮飲食法》藉由「低醣少麩質，正確吃油」的概念，促進體內生成「酮體」，取代容易波動不穩的葡萄糖做為能量來源。其實這和我多年來致力提倡的「三高一低（高脂高蛋白高纖低醣）」飲食方法不謀而合。吃對食物，讓飲食回歸質樸的原始，才是找回健康最有效的方法。而我自身，也是靠這樣的飲食法，成功控制家族遺傳的血糖問題。

生酮飲食對碳水化合物的攝取雖有限制，但若非癲癇病患等特殊情況，還是可以少量攝食澱粉，沒有嚴格禁止，就實踐上而言難度較低，效果卻很顯著。本書中不僅清楚記錄白澤卓二醫師的研究成果，也提出各方臨床實驗佐證，希望各位讀者都能在閱讀時重新檢視我們習以為常的「健康常識」，並親身實踐，感覺「酮體能量」帶來的變化，獲得真正的健康！

美國自然醫學博士

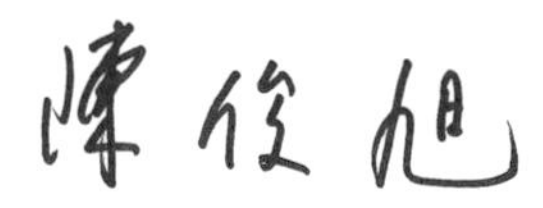

四週見效！改變飲食習慣，從體內打造健康「生酮體質」

作者序

近年來，大家紛紛開始提倡減糖、無穀高纖的舊石器時代飲食法，以及高蛋白高脂肪的MEC飲食法等等，各種以限制醣質為主的飲食方法相繼而出。但你知道嗎？其實這些飲食法的基礎，全都來自於要激發出體內的「酮體能量」，打造出「生酮體質」！

到底酮體是什麼？為什麼具有如此神奇的能量？

簡而言之，「酮體」是一種在人體內製造出來的物質，對我們的健康有很大的益處：

①顯著的瘦身及抗老功效，而且整個人會變得更有精神。
②有效改善代謝症候群、糖尿病、心臟病或是癌症等疾病。
③舒緩失眠、憂鬱等心理病症，預防及改善失智症狀等。

當精神不濟的問題解決後，工作上的表現就會越來越好，每天的生活也更加充實！而實現這一切的，正是現在備受矚目的「酮體能量」。

酮體並不像維他命或礦物質之類的營養素，可以透過天然食材加以攝取，也無法像膠原蛋白或玻尿酸做成營養補充品食用。為什麼呢？這是因為酮體其實是在我們體內製造出來的物質。而**每個人其實與生俱來都有製造酮體的機能，只是因為無法好好活用，才使它沉睡至今。**

要怎麼做才能喚醒體內「沉睡的酮體」？

其實非常簡單，方法就藏在我們每天的飲食習慣裡。

「不吃米飯或麵包就無法活下去！」這句話一直被當成是理所當然的常識，但事實卻並非如此！**就算不吃碳水化合物，我們的身體也能製造出「酮體」，取代葡萄糖，供給身體所需的能量，而且還有抗老化、不容易生病的健康效果**。

日本人氣電視節目「發現世界不思議」曾經以特輯的形式播出我們研究室針對「酮體對身體有什麼好處？」的研究成果，獲得相當熱烈的迴響。僅僅四週的時間，只是改變飲食習慣，不但體重大幅降低，連血糖值等各種檢查數值也明顯得到改善，效果十分驚人。

美國 David Perlmutter 博士的著作《GRAIN BRAIN》一書在日本是由我擔任翻譯（台灣版本：《無麩質飲食，讓你不生病！》）。在這本作品中不斷再三提到「酮體」，而且也揭露了世界第一的職業網球選手——喬科維奇的奪冠祕密。根據他的說法，只要吃一個貝果（小麥），身體就會形成宿醉的狀態，無法好好站在球場上。

近來，越來越多人意識到小麥及醣質會對身體造成很多的負擔，開始漸漸重視能取而代之，又有瘦身、健康功效的「酮體能量」。

「斷糖生酮飲食法」不僅實踐簡單，對身體也能產生實質上的幫助。從現在開始投資「良好的飲食」，是持續保持身體及大腦健康最好的方法！

白澤卓二

目錄

CHAPTER 2 「生酮體質」的神奇功效！

三高、失智症、憂鬱症……
不需打針吃藥，病症就能有效改善！

「斷糖生酮」的三大關鍵原則！

低糖、少麩質、正確吃油
自然養成不會變老的健康好體質

斷糖生酮飲食法的三大原則

CHAPTER 4

你是否在不知不覺間，傷害了自己的身體？

掌握肥胖、過敏、膽固醇等正確常識，看穿錯誤飲食的「陷阱」

CHAPTER 5

這樣吃，不生病！日常生活的飲食建議

改變體質的「斷糖生酮飲食法」，從體內製造源源不絕的「酮體能量」

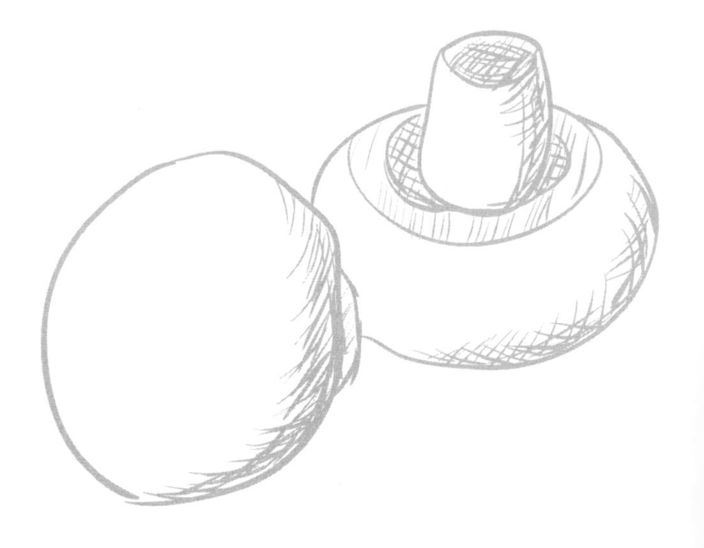

現在開始，
正確使用我們的身體能量！

啟動「酮體」開關，從此拒絕「累」與「病」

從一個人選擇的食物，就能看出他未來的健康！

我們每天吃進去的食物，雖然乍看之下都沒有什麼問題，但還是隱藏著會加速我們身體提早老化，甚至引發疾病的危險性。而這種因為不良飲食習慣而引起的「食害」問題，已經在日積月累之下，嚴重影響到我們的身體健康。

你是不是也有這樣的疑慮？現在，讓我們來做一個小小的測驗，從你平常選擇的食物裡找尋答案。假設你現在正在一家西式自助餐廳裡用餐，你會選擇下頁列表中哪些食物來吃？等全部選完之後統計看看，你選擇的食物是右項比較多？還是左項比較多？

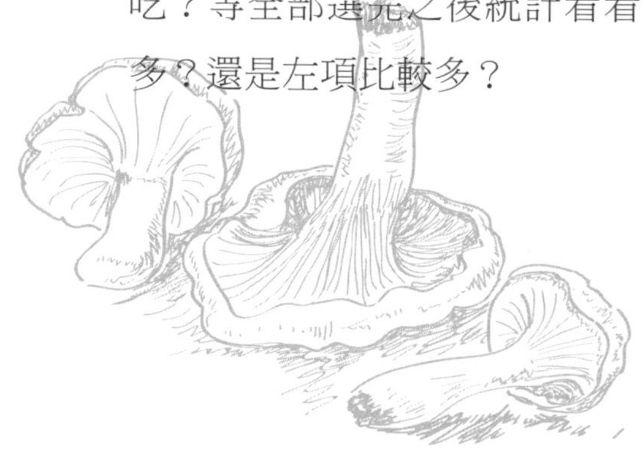

從「喜歡的食物」預測你將來的健康指數！

在下列的食物列表中，你會選麵包還是米飯？想吃什麼蔬菜？水果和點心又偏向哪一種？從左右兩側的食物中二選一，想像一下自己會選哪一種吧！

糙米、燕麥麵包	主食	精白米、麵包、法國麵包、烏龍麵
菠菜、毛豆、番茄、花椰菜	蔬菜	馬鈴薯、南瓜、玉米、番薯
木瓜、草莓、葡萄柚	水果	鳳梨、葡萄、柿子、香蕉
優格、黑咖啡	點心	冰淇淋、蛋糕、果汁

選擇結果請參考第 16 頁

我在演講的時候常常請聽眾一起做這項測驗。有趣的是不論在哪裡，得到的結論都差不多，選擇右側的人約有七成，其他三成的人則偏好左側。其中，又以五十多歲男性的喜好相似度最高，幾乎一致地選擇了右側的食物。而且如果問他們為什麼？大部分的人都會回答：「只是憑感覺選」。明明沒有一個明確的原因，卻幾乎都選擇了右側的食物，是不是很神奇？

到底選擇哪一邊的食物代表了什麼意思？現在，就讓我們來公布答案！

有些人應該已經看出來了吧？右側是吃完後血糖值會快速上升的類型，左側食物則上升得較緩慢。換句話說，傾向右側食物的人，不一定是特別喜歡白米、麵包、馬鈴薯或鳳梨、冰淇淋，只是**下意識選擇了「會使血糖值上升的食物」**；而選擇左側食物的人，大多平常就習慣吃不會讓血糖值快速上升的食物。

血糖值指的是血液中的葡萄糖含量。一直以來，葡萄糖都被認為是支撐我們生命的能量來源。在測驗中，全部選擇右側食物的人，習慣仰賴能轉換成葡萄糖的醣質做為主要食物來源，對醣質的依賴性極高，只要不吃就覺得受不了；而幾乎選擇左側食物的人，則代表身體正在使用對頭腦及身體帶來健康的新能源，也就是最近開始受到大家矚目的「酮體能量」。

「酮體能量」是一種透過燃燒脂肪產生，具抗氧化效果的物質。換句話說，只要打造出能夠製造酮體的「生酮體質」，不僅可以有效達到抗老化及減肥的功效，還能加強活化大腦，並促進健康、減少生病的可能。

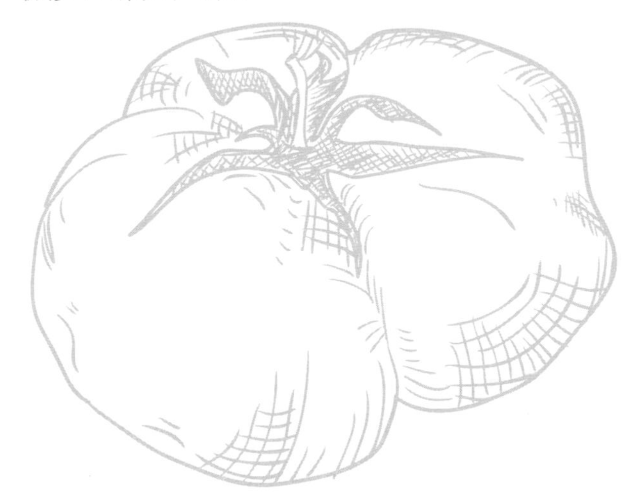

擺脫帶來飢餓的葡萄糖，改以燃脂抗老的酮體當能量

大約有七成的人都是仰賴葡萄糖做為能量來源，所以喜歡吃升糖指數高，可以讓血糖快速上升的食物。就算眼前有很多的選擇，也會下意識先挑選升糖指數高的食物。

一直以來，「肌肉及內臟只能靠葡萄糖運作」的觀念，已經根深柢固在大家心中，而且對於「大腦能利用的能源只有葡萄糖」的說法也始終深信不疑。但你知道嗎？這些所謂的常識，其實是完全沒有根據的錯誤資訊！

這麼久以來都沒有人對如此嚴重的錯誤觀念存疑，也許是因為現代營養學基礎成立時，我們的飲食便是以穀物等碳水化合物為主所致。但**隨著營養學不斷進步，越來越多既有的觀念相繼受到研究推翻，「葡萄糖是唯一能量來源」早已經變成過時且不適用的老舊知識。**

我們從飲食獲取的營養素中，能製造成能量，提供內臟及大腦運作的僅有脂質、蛋白質，以及碳水化合物（醣質）這三種。換句話說，不管吃下再多蔬菜水果，或是攝取多少的維他命及礦物質，都無法轉變成為能量來源。我們吃到肚子裡的脂質、蛋白質與碳水化合物為了製造 ATP（成為能量的物質），最後會形成兩種分子，一種是眾所皆知的葡萄糖，而另一種就是最近十分受到關注的「酮體能量」。

除了大家所熟悉的葡萄糖外，「酮體能量」也能達到維持肌肉、內臟與大腦運作的功用，這項健康新知最近已經受到證實而且受到熱烈討論。

吃下白飯、麵包、麵類等富含碳水化合物的食物後，血糖值會快速上升，接著胰臟就會開始分泌出胰島素，將葡萄糖送至全身上下的細胞中，讓細胞得以運用葡萄糖所製造出的能量。這種的運作機制，我們稱之為**「糖解作用」**。

如果經過糖解作用後還有剩餘的葡萄糖，便會以肝醣的形式暫時儲存在肝臟中。但因存量和可以使用的情況都有

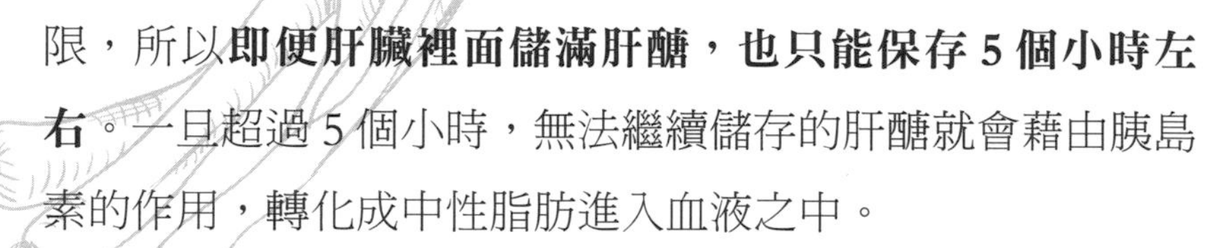

限，所以**即便肝臟裡面儲滿肝醣，也只能保存 5 個小時左右**。一旦超過 5 個小時，無法繼續儲存的肝醣就會藉由胰島素的作用，轉化成中性脂肪進入血液之中。

像這樣**以葡萄糖做為能量來源，身體大約每隔 5 ～ 6 小時就會因肝臟中的醣質不足而產生「飢餓感」來提醒進食，以免能量不足**。我們習慣一天吃三餐，便是配合葡萄糖運作週期，必須定時補充醣質的緣故。

就算是晚上睡覺的時間也不例外。

假設在晚上 7 點用完晚餐，等 12 點睡覺的時候，醣質庫存已迫近保存期限的 5 小時，即將見底。此時雖無法繼續靠進食來攝取醣質，但肝臟會自動利用分解蛋白質得來的胺基酸，製造出葡萄糖供給運作所需，這樣的運作模式稱為「葡萄糖新生」。

總而言之，我們的身體時時都處於能夠製造出葡萄糖當作能量來源的狀態，讓身體與大腦能正常運作。

如果每天多吃肉、魚或沙拉，長時間持續減少攝取碳水

化合物，那麼儲存在肝臟裡的備用葡萄糖就會消耗殆盡。這個時候，肝臟就會改利用體內的脂肪製造「酮體」，取代葡萄糖做為能量來源。一旦身體開始產生酮體，形成「生酮體質」後，就代表身體不再仰賴葡萄糖當作唯一的活動能源，即使血糖低也不用擔心，還是能過著尋常生活。

打個比方來說，我們的身體就像是可用電力與汽油兩種燃料啟動的「混合動力汽車」，安裝了能使用葡萄糖及酮體運作的「混合引擎」。

但在以葡萄糖為優先順位的人體特性之下，即使能使用葡萄糖及酮體兩種能量，也會因為醣質還沒耗盡，無法順利生成酮體。而多年來仰賴碳水化合物為主食的飲食習慣，正是導致酮體遲遲沒有出場機會的最大原因。

「酮體」的存在至今不曾受到關注的原因還有一點，就是它給人的特殊印象。一直以來，酮體始終被當作是糖尿病惡化時血液裡會增加的物質，「生酮飲食法」也常被認為是控制癲癇等精神病發作的治療方法，甚少提及其他用途。

與生俱來的「生酮體質」，是大腦和身體的健康關鍵

想要在往後的人生中，保持大腦和身體持續健康，活用「酮體」絕對是不可多得的重要方法。一旦養成能夠生成酮體能量的「生酮體質」，我們的身體就會產生更多正向影響，如下：

- **有效預防生活習慣病**
- **抗老化（製造酮體時，會啟動抗老化的長壽基因）**
- **維持正常食欲**
- **飯後不再昏昏欲睡**
- **預防並有效改善失智症**

有關酮體的實際功效，我們會在下一章節做具體的探討。接下來將舉幾個例子，讓大家更加了解這個聽起來有點陌生的「酮體能量」，究竟對我們有多重要！

提供大腦和身體運作的能量產生方式

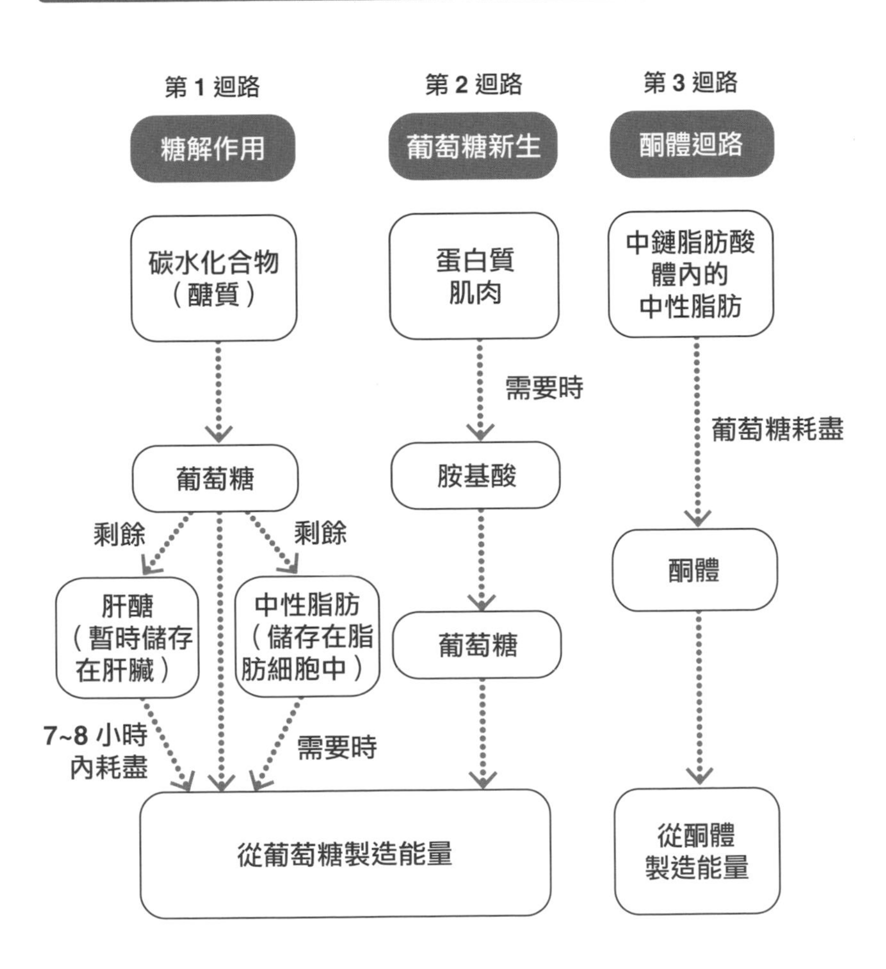

大腦與身體以「葡萄糖」或「酮體」做為活動能源

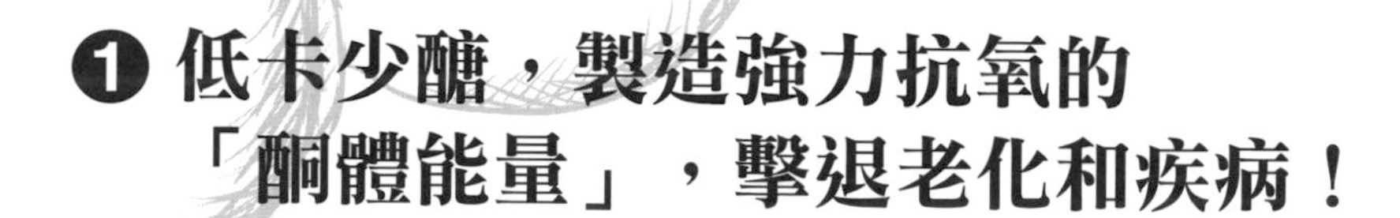

❶ 低卡少醣，製造強力抗氧的「酮體能量」，擊退老化和疾病！

在進行多年的抗老化研究後，我們發現延長壽命的一個明確策略，即是**限制卡路里**。美國威斯康辛大學也曾經以獼猴為對象，做過以下研究。

這個研究在世界上相當出名，他們拿兩隻獼猴做比較，一隻完全不限制飲食，想吃什麼就給牠吃什麼；另一隻則減低 30% 的卡路里。結果發現，限制卡路里的獼猴看起來不但比較年輕，肥胖和患病的機率也相對低很多。

這個研究持續進行 25 年之久，並在 2014 年發表了最新的報告。根據報告結果顯示，限制卡路里的獼猴死亡率較低，外表看起來年輕也更有活力，而且糖尿病、腦中風、心臟病等罹病率偏低，壽命變得更長。另一方面，沒有限制卡路里的獼猴，不但糖尿病與心臟病的風險提高到 2.9 倍，觀察期間的死亡率竟達到 3 倍之多。

為什麼限制卡路里就能延長壽命？

各種說法眾說紛紜。而接下來要介紹的這個說法，是在 2010 年後才受到證實的最新理論。

美國加利福尼亞大學格萊斯頓學院的 Eric Verdin 教授發現，長壽基因（Sirtuin3）是燃燒脂肪製造酮體的重要遺傳基因，一旦活化後，人體就會開始生成酮體。

酮體之所以能發揮抗老化的效果，其中一個原因就是**製造酮體時會啟動體內的長壽基因（Sirtuin）。而長壽基因是一種能夠修復細胞及抗氧化的因子，可以有效延緩身體的老化速度。**

長壽基因存在每個人的身體裡，掌控我們細胞老化的速度。但是它平常處於休眠的狀態，必須透過節制攝取卡路里，保持在「空腹」的狀態下，才會開始活動。

以老鼠為實驗對象研究後發現，長壽基因如果沒有活化，就無法製造出酮體。所以當酮體開始被製造出來時，也就代表長壽基因已經開始活動，能有效發揮抗老化的功效。

除此之外，Verdin 教授在其研究中亦證實，**酮體本身即是具抗氧化作用的物質**。

酮體主要成分為：乙醯乙酸、β-羥基丁酸及丙酮。其中，在世界知名的期刊《科學》中曾經刊載過 β-羥基丁酸的研究報告，證明其具有能夠「使活性氧無毒化」的功能。

包覆在細胞外層的細胞膜接觸到活性氧後會氧化，導致細胞衰老，招致癌症、動脈硬化等病症發生。而多吃蔬果有益健康的原因，就是因為裡頭富含能使活性氧無毒化的抗氧化物質。

活性氧特別容易在肝臟生成，當體內的活性氧量增加，肝功能便會下降，變得容易疲累。如此一來，不但黑斑和雀斑越來越多，血管也容易阻塞，大大提高罹患腦梗塞或心肌梗塞的風險。

「酮體」的抗氧化作用能有效促進這些活性氧無毒化，

達到延緩老化、預防癌症、動脈硬化等各種疾病的功用。不僅提供能量來源，對健康也有很多好處。

之所以說限制卡路里與健康長壽息息相關，主要的原因有兩點：

①「減少醣質攝取，身體才有辦法製造出酮體」
②「活化長壽基因（Sirtuin3），就能促進酮體產生」

不管從哪一點來看，重點都在製造「酮體能量」，打造出不生病的「生酮體質」！

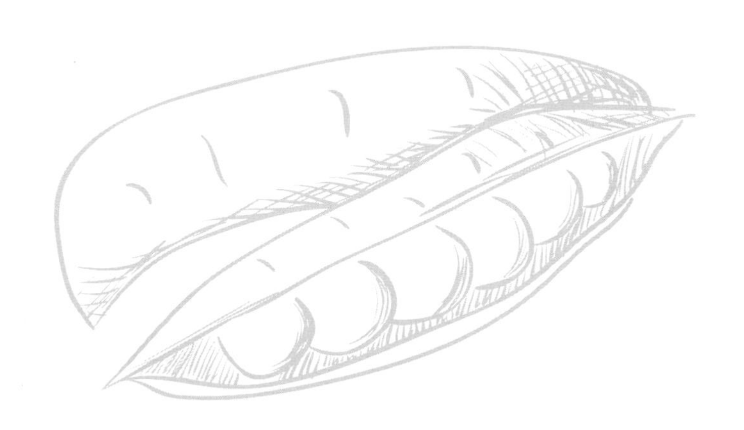

❷ 每天走 200 公里也不累！打造活力滿分的身體

到底製造出酮體能量，對我們的身體有什麼幫助？

關於這個問題，我們可以從至今仍過著舊石器時代般生活，居住在墨西哥山中的塔拉烏瑪拉一族身上找到答案。

塔拉烏瑪拉族人住在只能徒步移動的山中，穿著用舊輪胎做成的拖鞋，每天行走超過 200 公里以上的路，而且與其說是行走，那樣的速度稱為小跑步還比較貼切。假使以時速 10 公里的速度奔走，移動 200 公里也要花上 20 小時的時間，塔拉烏瑪拉族身上怎麼會有這麼令人不可置信的充沛體力？祕密就在於他們的飲食中。

「塔拉烏瑪拉族幾乎不攝取碳水化合物，飲食習慣和舊石器時代時如出一轍。」而且會花上好幾個小時在山中移動，奔走在連結河川的山路間取水。

為了證明塔拉烏瑪拉族的體力有多好，他們曾受邀參加墨西哥城市馬拉松，但排名結果卻出乎意料地沒有想像中那麼優異。不過跑完之後他們的感想卻讓人大吃一驚。

他們回答：「42 公里太短，如果再跑個 100 公里就會贏了」跑完全程的馬拉松後，竟然還能再跑 100 公里，這是多麼令人難以置信的體力！

塔拉烏瑪拉族能跑得這麼遠，除了平常就習慣奔走外，還要歸功於妥善利用了酮體這個高效率的電池，才能維持驚人的體力。

如果只依賴期效短暫的葡萄糖當作能量來源，跑步時燃料很快就會消耗殆盡。但是以酮體當能源時，就算是長時間跑動，燃料也不虞匱乏。

❸ 專注力大提升！網球世界冠軍喬科維奇的「逆轉勝飲食法」

寫這本書時，正值網球四大公開賽之一的法網比賽期間。雖然我支持的日本代表錦織圭選手很遺憾地在四強賽落敗，但接下來幾日的賽程漸趨白熱化，場場精彩刺激。

其實在當時有一位備受矚目的網球選手，正是倚仗酮體的力量，才能夠成功奪下勝利。這位網球選手，就是塞爾維亞出身的諾瓦克・喬科維奇。

喬科維奇自 20 歲在四大網球公開賽中取得首次大滿貫冠軍後，便以世界頂尖選手的姿態活躍於球壇。但也是從那時候開始，他便一直受到原因不明的不適症狀所苦。

2010 年的澳網八強賽，喬科維奇在和桑加對打時，激烈的腹痛突然襲擊而來，他臉上浮現痛苦的表情後旋即倒在網球場上。儘管痛苦的程度越來越劇烈，他依然找不到病發的原因。但命運真的很不可思議，當時遠在故鄉塞爾維亞的一位營養學家切托耶維奇（Igor Cetojevic）博士恰好看到這場轉播，立刻點破喬科維奇的問題來自「麩質過敏症」。

切托耶維奇博士與喬科維奇的父親剛好有共同的朋友，在該場比賽結束大約半年後，喬科維奇透過博士得知自己莫名的病痛，是因為飲食上發生問題，於是，馬上決定開始改變每天吃下肚的食物。一開始的兩個星期，他完全不碰小麥，結果不但體重變輕、體態更結實，連活動起來都比以前更順暢，思緒也清晰許多。不過短短兩週的時間，身體和大腦就產生如此劇烈的變化。

調整飲食習慣後的隔年，喬科維奇選手在四大公開賽中接連取得 3 次冠軍，留下 43 連勝的優異紀錄。光是不以小麥為主食，並從飲食中排除麩質，就能帶來這麼顯著的改變，這就是「酮體能量」的不可思議之處！

喬科維奇選手一天的菜單：

■早餐：起床後馬上喝水、兩大匙蜂蜜，並吃無麩質燕麥佐腰果奶油、香蕉

■午餐前的零食：藍莓、堅果、奶油打成的奶昔

■午餐：加有藜麥的凱薩沙拉

■午後的零食：辣牛肉乾、水果

■晚餐：淋上自製醬汁的綜合綠色沙拉加酪梨、大豆湯、煙燻沙朗牛排、大量烤馬鈴薯

雖然並不是完全不攝取碳水化合物，但對需要長時間劇烈練習的運動員來說，攝取的醣質已經遠遠低於所消耗的量。在充分食用蔬菜及水果、攝取脂質，再加上每天活動好幾個小時之下，體內早已形成「生酮體質」。

我在為喬科維奇的翻譯書執筆寫解說文的那段時間，曾經在觀看比賽時注意到一件事。一般普遍認為，喬科維奇之

所以能占據世界頂尖排名，主要是靠他穩定的抽球技術，但我卻認為不僅僅如此。

以和錦織圭對打的比賽為例，兩個人的動線完全不一樣，喬科維奇在球場底線的移動範圍，比錦織圭還要廣得多。換句話說，這就代表喬科維奇的大腦能夠在對手擊球的瞬間，迅速處理進到腦內的資訊，並在瞬間下達如何移動的指令。

在世界頂尖選手聚集的職業運動界中，哪怕大腦傳遞訊息的速度只差個零點幾秒，移動的速度就會截然不同。能夠在對手打出球的剎那立即做出對應，以安定的抽球來回擊，喬科維奇的大腦反應可以如此神速，酮體絕對功不可沒！

❹ 吃飽就昏昏欲睡？快啟動「酮體能量」，擺脫血糖不穩時的焦慮手抖、精神不振

如果只依賴葡萄糖做為能量來源，當儲存在血液或肝臟裡的葡萄糖用光時，身體就會「熄火」，於是飢餓嘴饞、手指顫抖、身體懶散無力、專注力下降、變得暴躁易怒等等低血糖的狀況，就會一一來襲。但只要吃下甜食、米飯、麵包等含醣質的食物，這些症狀就能馬上獲得改善。

也因為這樣，才會常聽到人家說攝取醣質有助於提高專注力、優化工作效率……但這其實，是個天大的錯誤迷思！

如果每當血糖快速上升或下降，就立即出現食欲旺盛、專注力下降、變得容易生氣等等問題，就代表你的身體已經完全受到葡萄糖擺布，進入「糖中毒」的狀態。

只要改利用酮體當作能量，血糖沒有明顯波動，自然不會因為血糖值下降就食欲混亂、專注力下降，或是動不動就

覺得焦慮煩躁，這些問題都能大幅改善。

你有過吃飽飯後想睡到不行的經驗嗎？

午休時間已經結束，眼皮卻依然重到不行，意識朦朧沒辦法專心工作。像這種情況，就是血糖值正在大幅波動的**「機能性低血糖」**徵兆。

所謂機能性低血糖，指當從飲食中攝取過多醣質，導致血糖值急遽上升時，身體為了降低血糖而分泌大量的胰島素，結果反而又因為下降的速度過快，而陷入低血糖的狀態。如果將體內的能源切換成不會影響血糖的酮體，不但每次吃飽就想睡的狀況能順利解除，精神也能保持得更加神采奕奕！

每個人都能辦到！
喚醒沉睡於基因中的超級能量

◎農耕時代開始以前，人人都具備「生酮體質」

前面提及的塔拉烏瑪拉族以及網球選手喬科維奇，並不是特殊的個例，只要翻看人類的歷史就足以證明，我們的體內備有形成「生酮體質」的潛能！

人類農耕的歷史，大約可以追溯到一萬年前。米飯、小麥、玉米、馬鈴薯……這些幾乎都是進入農耕時代後才開始出現的產物。但在 200 萬年前，農耕尚未開始發展的時候，我們的祖先一直是過著「hunter-gatherer（狩獵採集）」的生活。從大海或河川裡捕魚，在山中狩獵、採集樹上的果實以及水果。那時的食物來源，幾乎全都是魚類、動物、果實等富含脂質的食物。每天攝取的總熱量中，75% 是脂質，20% 是蛋白質，而碳水化合物的比例僅僅占了 5%。

碳水化合物的存在對以前的人類而言，就像是偶爾招待賓客時才會端出來的食物。因此我們合理認為，他們賴以為生的能源並不是由醣質生成的葡萄糖，而是消耗脂質製造出來的酮體。

這樣子的生活持續了 200 萬年之久，人類細胞中的 2 萬 3 千個遺傳基因早已習慣這樣的飲食方式，設計成以分解脂質為主的運作構造。

但是，自從農耕開始後，我們攝取的脂質與碳水化合物的完美平衡已經完全逆轉。碳水化合物占了 60%、脂質 20%、蛋白質 20%，這是過去狩獵採集時代的人們絕對無法想像的天文數字。

雖說遺傳基因最後會因應飲食型態的改變而做出變化，但人類進入農耕時期的時間還太短，不足以讓遺傳基因進化，所以幾乎和以脂質為中心的時代相比沒有什麼差別。

我們的細胞需要燃燒大量的脂肪，但以碳水化合物為主

的飲食習慣卻無法供給充足的條件，可以想見細胞正陷入一種不適應的恐慌狀態。近年來有越來越多研究者認為，這種無法適應的情況，正是導致身體出現各種疾病與不適症狀的主要原因。

◎「酮體能量」的存廢，左右人類的存亡歷史

我們的肝臟為了製造酮體，必須具備四種必要的酵素。若這些酵素無法順利運作，就沒有辦法燃燒脂質產生酮體，只好靠肝臟製造葡萄糖賴以生存。

以前某段時期，科學家聲稱尼安德塔人是現代人類的祖先，但經過後來的調查發現，尼安德塔人早在超過 2 萬年前，尚未進入農耕時代便已滅亡，並非是與現代人類基因最相近的長者智人的祖先。

關於尼安德塔人滅絕的原因有幾個不同的說法，而「**無法製造酮體**」即是其中之一。因遭逢天候異常所造成的糧食危機，尼安德塔人欠缺能夠製造酮體的酵素，所以無法繼續生存下去。

在這個時候發生了什麼事？

「碳水化合物為主」的飲食，引發健康恐慌

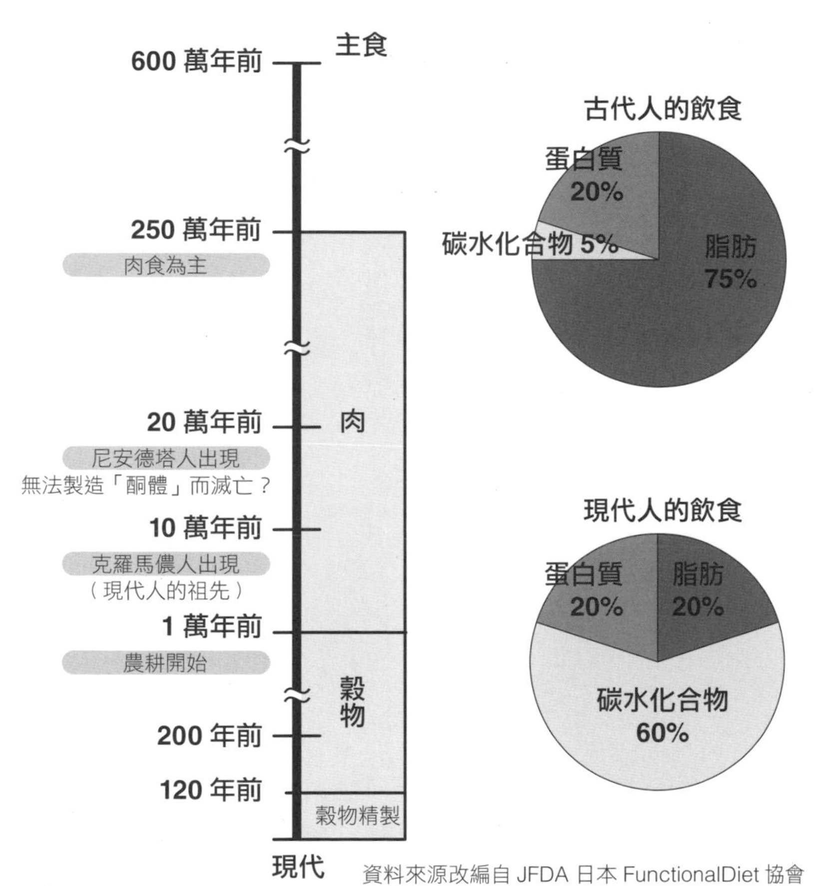

資料來源改編自 JFDA 日本 FunctionalDiet 協會

舊石器時代的人攝取的碳水化合物（醣質）少於現代人

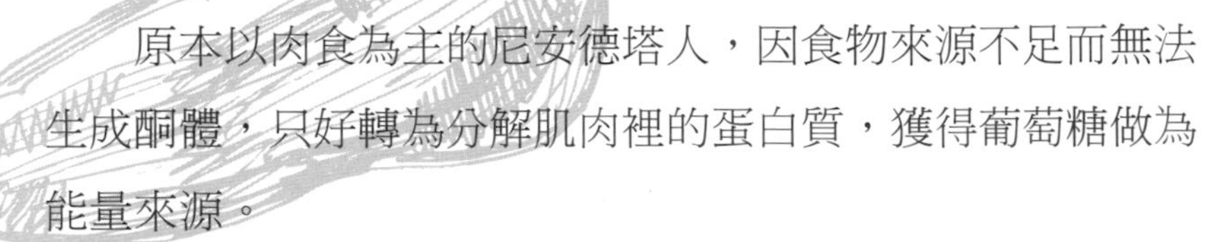

原本以肉食為主的尼安德塔人，因食物來源不足而無法生成酮體，只好轉為分解肌肉裡的蛋白質，獲得葡萄糖做為能量來源。

但這樣的方式雖能維持生命，卻幾乎將肌肉破壞殆盡。隨著肌肉量漸少，體力跟著降低的尼安德塔人，再也無法像往常般進行耗費體力的狩獵行為。這對以狩獵採集維生的尼安德塔人來說，相當於被逼迫走上滅亡的道路。

另一方面，我們的祖先克羅馬儂人體內擁有能製造酮體的酵素，所以就算陷入糧食危機，也能夠靠燃燒體內所儲存的脂肪來製造酮體做為能量。

擁有「生酮體質」的克羅馬儂人，因為保存了體力而得以生存；無法製造酮體的尼安德塔人，則失去足以狩獵的體力走向滅絕。而**我們現代人的體內，便是繼承了這種不需靠減損肌肉來維持體力，就能安然度過糧食危機的生酮基因。**

◎吃不吃醣大不同？新生兒與成人的酮體含量差距

即使不追溯到久遠的尼安德塔人時代，仍有一些數據足以證明「生酮體質」是我們與生俱來的機能——那就是「新生兒」血液中的酮體濃度。

根據研究顯示，**新生兒血液中的酮體濃度比成年人高出許多**。尚未開始接觸醣質的新生兒，是以酮體做為主要的能量來源，而非葡萄糖。

宗田婦產科診所的宗田哲男醫師在「第 17 回日本病態營養學會年度學術集會」中曾經發表報告指出，採樣 312 名剛出生 4 天的新生兒後發現，其血液的平均酮體濃度為 240μmol/L，而 40 名出生一個月的新生兒則為 400μmol/L。

反觀，習慣以米飯或麵包為主食的現代成人，血液中的酮體濃度卻趨近於零。新生兒血液中的酮體濃度有多高，只要看到如此懸殊的數字就可以清楚明白。

為什麼新生兒的酮體濃度會這麼高？

主要是因為母乳中含有酮體的原料「中鏈脂肪酸」的緣

故。而近年來越來越受到討論的椰油當中，就含有很多這樣的中鏈脂肪酸，一旦攝取到體內後，便會形成肝臟合成酮體時所需要的原料。

母乳之中，又以產後幾天內分泌的濃稠初乳，富含最多珍貴的營養成分。中鏈脂肪酸在初乳裡的含量也特別多，所以對於新生兒來說，由中鏈脂肪酸製造出來的酮體可說是非常重要的寶物。

近來的研究更是發現，**腦神經細胞發展的時期會以酮體為主要能源，之後隨著神經細胞的生長漸趨成熟，才漸漸轉變為消耗葡萄糖來當做能量**。也因此，腦神經細胞最活躍發展的胎兒時期，血液中的酮體濃度才會如此之高。

根據宗田醫師調查的另一份報告指出，施行人工流產的6～18週胎兒中，有58%的胎兒，其血液中平均酮體濃度都高達1730μmol/L，這對一般人來說是很難以置信的極高數值，何況還是在母體照常攝取醣質的狀態之下。

這項甚至比新生兒還要高出許多的驚人數值，正是證明酮體是胎兒主要能量來源的有力證據。

◎實證！只要限制醣質兩週，就會開始製造酮體

胎兒和新生兒都是以酮體為主要能量，但隨著漸漸成長，開始吃米飯、麵包、甜食、飲料等醣質之後，體內的酮體量便會驟減，直到最後完全消失。

但是體內沒有酮體的存在，並不表示我們的身體無法生成酮體，而是因為攝取的葡萄糖過多，導致酮體遲遲沒有出場的機會。**只要限制醣質的攝取量，就能很快回復應有的「生酮體質」**。

舉幾個實際的例子來說，我在幫一名患有典型代謝症候群的36歲的男子看診時發現，他血液中的胰島素濃度很高，處於無法正常發揮作用的胰島素阻抗狀態。

他很喜歡吃麵包，常常早中晚都靠麵包果腹，頂多就是中午吃一些飯來代替……但是他最大的問題，並不在於吃太多麵包導致血糖急遽上升，而是這樣的飲食習慣已經使他的細胞受到血糖的劇烈變動影響而陷入恐慌，更可怕的是，本人毫無自覺。

我建議他不要再吃麵包或米飯等會讓血糖快速上升的食物，把整體的醣質攝取量降到最低。持續一陣子後，胰島素的數值果然大幅下降。

這是很自然的現象，因為**攝取的醣質變少，身體也就不需要製造出大量的胰島素來調節**，數值理所當然就會降低。

同時，血液中的酮體濃度也開始上升，和一開始檢查時相比甚至提升將近 100 倍！僅僅兩週的時間，就能改變身體 36 年來持續仰賴醣質的運作方式，喚醒 200 萬年前便存在，卻一直處於沉睡狀態的酮體代謝系統。這個案例正好驗證先前所述，我們身為從糧食危機中存活下來的克羅馬儂人子孫，細胞裡早已具備可利用脂質製造酮體的遺傳基因。

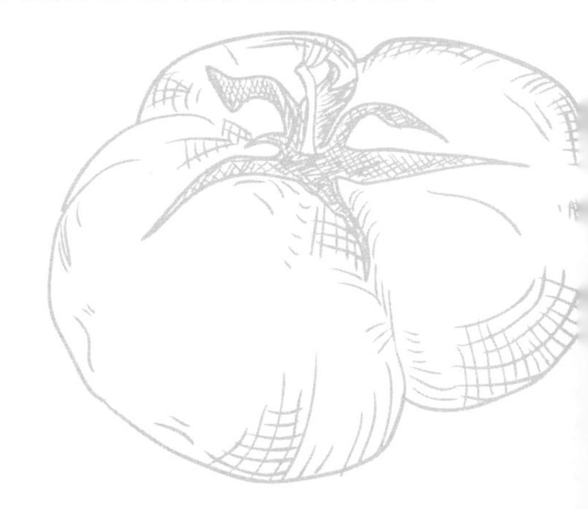

◎理想中的酮體含量

只要檢查自己血液中的酮體含量，就能夠知道體內酮體的狀況。

雖然血液中的酮體濃度，必須到專門受檢的醫療機關才能準確測量。但現在也有能夠在家測血糖、血酮的儀器，或是從尿液判斷血糖值的尿糖試紙，不妨向醫院附近的醫療用品店洽詢。

血液中酮體的濃度若在 500~1000μmol/L，就表示身體即將開始使用酮體做為能量，算是站在「生酮體質」的入口處！接下來只要繼續促進酮體分泌，使濃度達到理想值的**1000~5000μmol/L**，身體就能均衡利用葡萄糖及酮體兩種能源。

酮體濃度一旦超過一萬 μmol/L，就屬於異常的疾病狀態。不過截至目前為止，從來沒有人的酮體濃度光靠生酮飲食就能上升到這個程度。但若是**正在接受糖尿病治療的人，為避免產生「糖尿病酮症酸中毒」的危險，請務必向主治醫生諮詢後再實行生酮飲食法。**

所謂「糖尿病酮症酸中毒」，是指糖尿病患者因無法有效使用葡萄糖，體內轉而利用游離脂肪酸來合成酮體，導致血液中酮體的濃度提升，而讓血液傾向酸性的狀態（酸中毒）。一旦陷入這種狀態，就有可能引發精神不集中、思考遲緩、昏迷等意識障礙，對有糖尿病的人來說是一件很危險的事情。

倘若實行嚴格的醣質限制，血液中的酮體濃度有時會超越 4000~5000μmol/L，這個數值在醫學上被視為「危險狀態」。接受糖尿病治療的患者之所以需要確認尿液中的酮體含量，便是基於酮症酸中毒對醣質代謝問題者的危險性。酮體數值過高會被視為異常的原因，也是因為如此。

因此，在開始研究酮體之前，我也曾經誤以為酮體是造成「糖尿病酮症酸中毒」的物質。但事實上，血液中的酮體濃度上升並不會對日常生活造成影響。**漸少攝取醣質後體內開始製造酮體，只是身體的正常運作機能，不會導致血液呈現酸性（酸中毒）**，因為酮體增加而形成的酮症狀態，和酮症酸中毒並非同一件事，並不能混為一談。

人體需要多少「酮體」？

「血液中的酮體濃度」與健康狀態的關聯

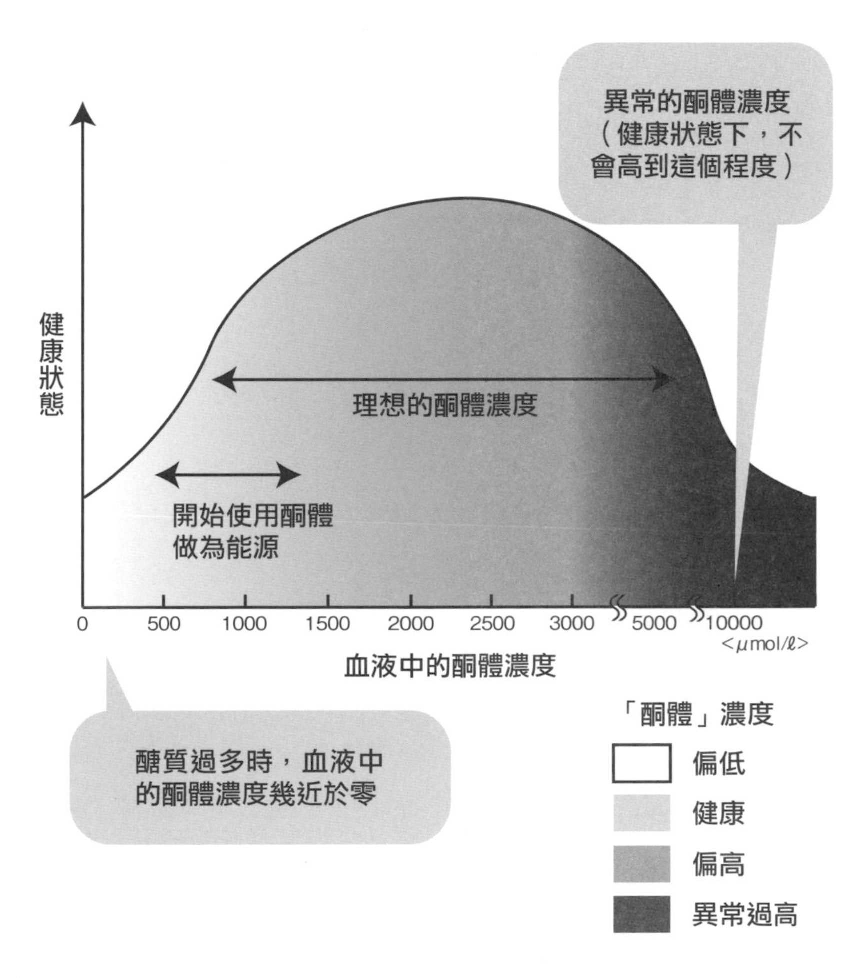

摘錄改編自「The Art and Science of Low Carbohydrate Performance」（Jeff S.Volek and Stephen D.Phinnev）

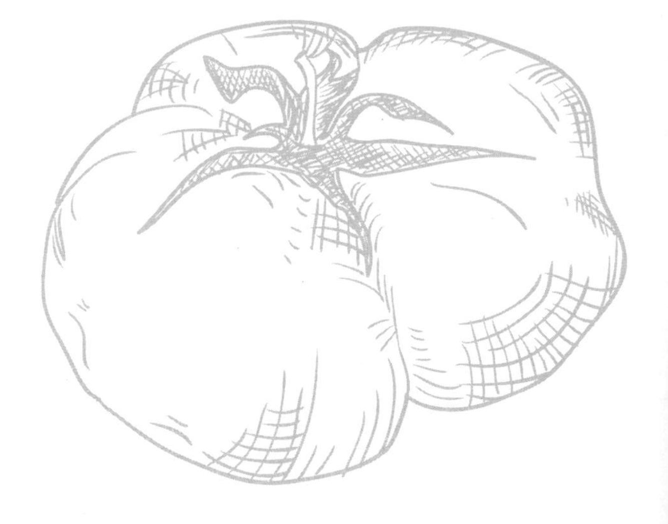

「生酮體質」的神奇功效！

三高、失智症、憂鬱症……
不需打針吃藥，病症就能有效改善！

日本人氣節目特輯報導！減少碳水化合物，從體內養出健康「生酮體質」

2015 年 1 月，日本 TBS 人氣長壽電視節目「發現世界不思議」中，曾經播出「人類進化史中的祕密！最新瘦身法大公開」特輯，除了介紹「酮體」的效果外，還以「肥胖的祕密」為主題，檢視現代人的肥胖問題與飲食生活。節目中也特別針對我們研究室的實驗結果做了專訪。

當時，我們以「生酮體質會對身體造成什麼影響？」為題，進行過一次效果非常顯著的比對研究。我們請到一對同卵雙胞胎兄弟（約 30 歲，體型微胖）協助測試，得到十分有力的數據。探討酮體的相關報告至今依然為數不多，這份研究得出的結果，可說是醫學書上未曾記載過的驚人發現。

在這次維持 4 週的實驗中，我們請擁有相同基因的兩人，分別採取不同的飲食方式，希望能證明飲食對我們人體造成的影響。

飲食上最主要的差別是「醣質的攝取」。

為求公正，我們讓兩人抽籤決定，結果哥哥抽中「限制醣質的飲食」，弟弟則持續「和往常相同的飲食」。

所謂「限制醣質的飲食」，其實就是不吃碳水化合物。

每天正常吃三餐，不用計算卡路里，只是要扣除主食的米飯和麵類。如果以市售的燒肉便當來說，就是只吃飯以外的其他配菜。因砂糖屬於碳水化合物，含糖的糖果、巧克力也必須忌口，餐間點心改以堅果代替。

此外，就是一天要攝取 100ml 的椰油，促進體內更順利製造出酮體（關於椰油的效用，請參照第 67 頁）。哥哥每天都將椰油加進咖啡中，或是當沙拉的調味醬來食用。

實驗開始後的每個星期，兩人會固定接受體重測量（體重與 BMI）以及血液檢測。

血液檢測的項目有「血液中酮體濃度」、「胰島素阻抗」、「空腹時血糖值」以及「糖化血色素（HbA1c）」。

沒想到實驗開始沒多久，就出現了明顯的差異！

減少攝取醣質並食用椰油的哥哥，不但體內逐漸製造出酮體，血液檢查的結果也和以往有很大的變化；另一方面，和平常維持相同飲食的弟弟則沒有特別的改變。

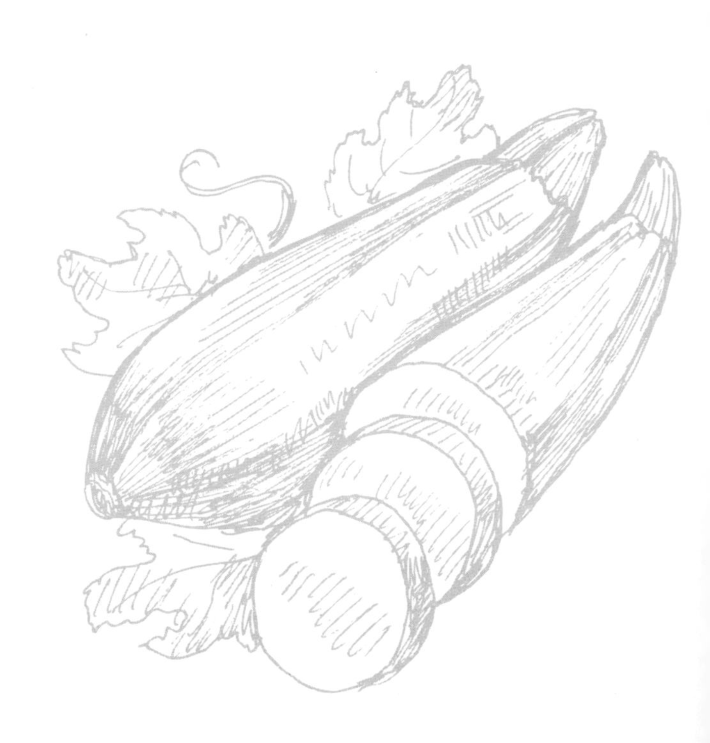

改變飲食後的明顯差異＜1＞

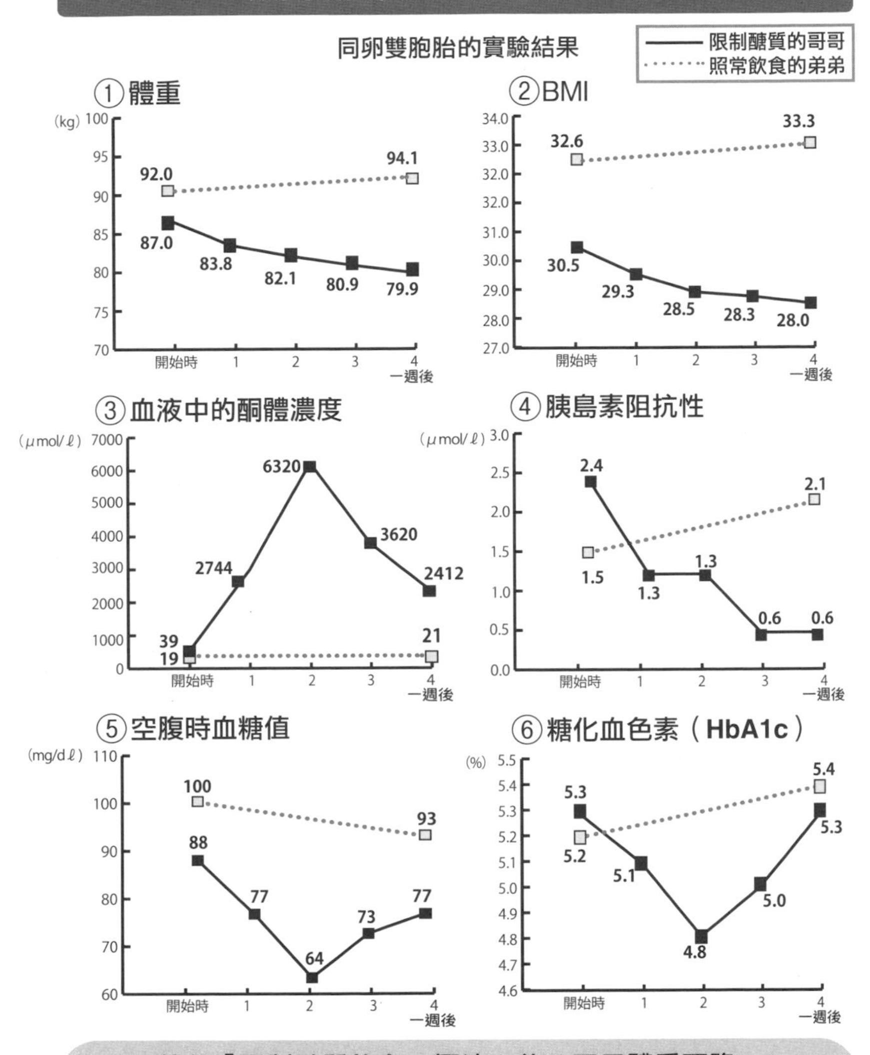

執行「限制醣質飲食＋椰油」後，不只體重下降，體內也開始產生「酮體」。

出處：圖表❶～⓲（P53、57、59）出自順天堂大學研究所醫學研究科抗老醫學講座　白澤卓二

◎實證報告：血液數據大幅改善，四週減少 7 公斤！

從結果比對的圖表（參照 P53、57、59）可得知，減少攝取醣質後的明顯變化。

首先，「血液中酮體濃度」的數值一度急速攀升，甚至在第二週突破 6000μmol/L 的高峰，之後又緩緩地下降。

像這樣進行嚴格的醣質限制後，一開始體內會產生劇烈的生理反應，導致血液中的酮體濃度快速上升，必須等到第三週之後，才會再降回最符合身體所需的程度。

有趣的是，在實驗過程中發現，和「血液中酮體濃度」相反的「空腹時血糖值」、「糖化血色素（HbA1c）」也跟著出現了變化。

酮體急遽上升的時候它們急遽減少，等到酮體一減少它們又緩緩增加。**血糖值下降的比例與酮體上升的比例，會呈現一定的平衡狀態。**

一般來說，如果血糖值過度下降就會失去意識，但哥哥卻沒有發生這種情況。這是因為身體已開始運用酮體來做為能量，不再將醣質視為必要之物！

除了體內的數值轉變之外，還有一項令人印象深刻的發現。實驗結束後，哥哥在記錄研究感想時表示，以前一直很旺盛的食欲下降了，而且對麵包或米飯等碳水化合物的興趣也不再像之前那麼深，反而變得喜歡吃蔬菜。不但如此，**體重還從 87 公斤瘦到 80 公斤**，明顯感覺到身體變輕盈，動作也比以前敏捷許多。

換個比較容易理解的說法，酮體上升至 6000μmol/L，約等同於大腦有 60％左右的能量來自於酮體，而葡萄糖所佔的比例降到一半以下，主要靠的是酮體提供能量，也就是所謂的「生酮體質」。

而且就像雙胞胎哥哥所述，**形成生酮體質後不但血液的狀態得以改善，大腦的運作方式也會跟著改變，能有效降低對碳水化合物的仰賴與需求。**

從這次的實驗中，還了解到一件重要的事。

就是當血液中酮體濃度上升時，**葡萄糖會隨著酮體增加而減少**，再度證明我們的身體具有同時以葡萄糖及酮體兩項物質做為能量來源的機能。

雖然之前有很多理論足以證述，但這次研究得出的結果，卻是我第一次獲得如此確切的數據證明。就如同前面說的一樣，我們的身體具備「混合動力引擎」，必須先等擁有優先權的燃料（葡萄糖）耗盡時，才會開始使用第二燃料（酮體）。

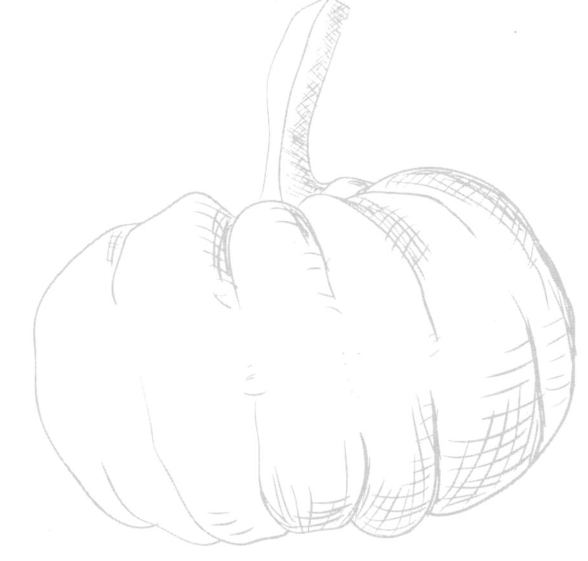

改變飲食後的明顯差異＜2＞

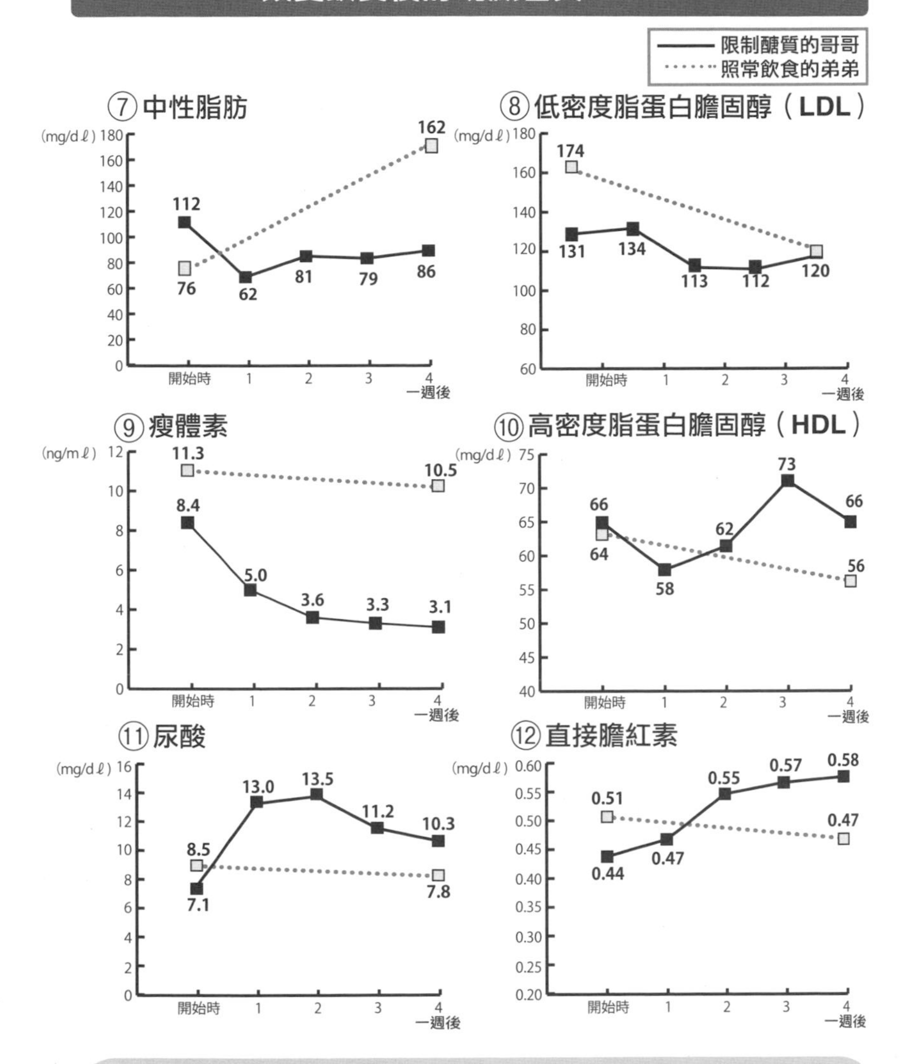

執行「限制醣質飲食＋椰油」後，有助於改善代謝症候群，以及維持正常食欲。

從這個實驗中可得知，形成「生酮體質」後，我們的身體會產生以下變化：

· 改善肥胖與血糖值（圖表1・2・4・5・6）
· 食欲變正常（圖表4・9）
· 預防＆改善代謝症候群（圖表5・7・8）
· 改善肝功能指數（圖表13・14・15）
· 改善尿酸與膽紅素指數（圖表11・12）
· 血液的狀態產生變化（圖表16・17・18）

這次的研究結果不僅證實了一直以來的動物實驗數據，也徹底推翻我們對現有常識的認知。接下來，就針對各個效果逐一進行具體的檢證吧！

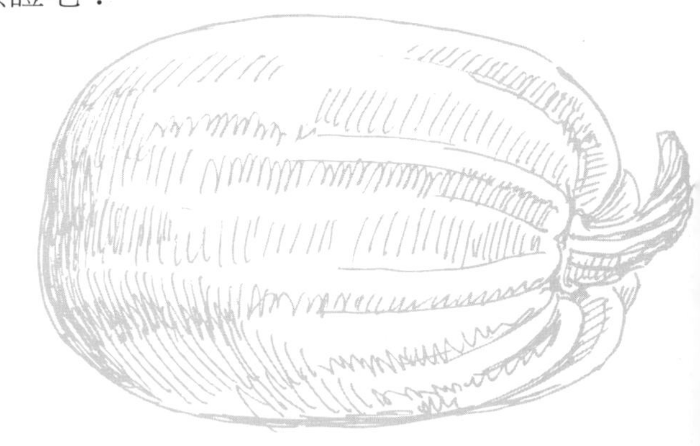

改變飲食後的明顯差異＜ 3 ＞

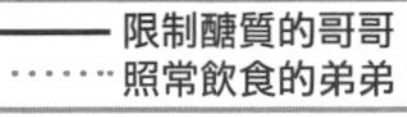

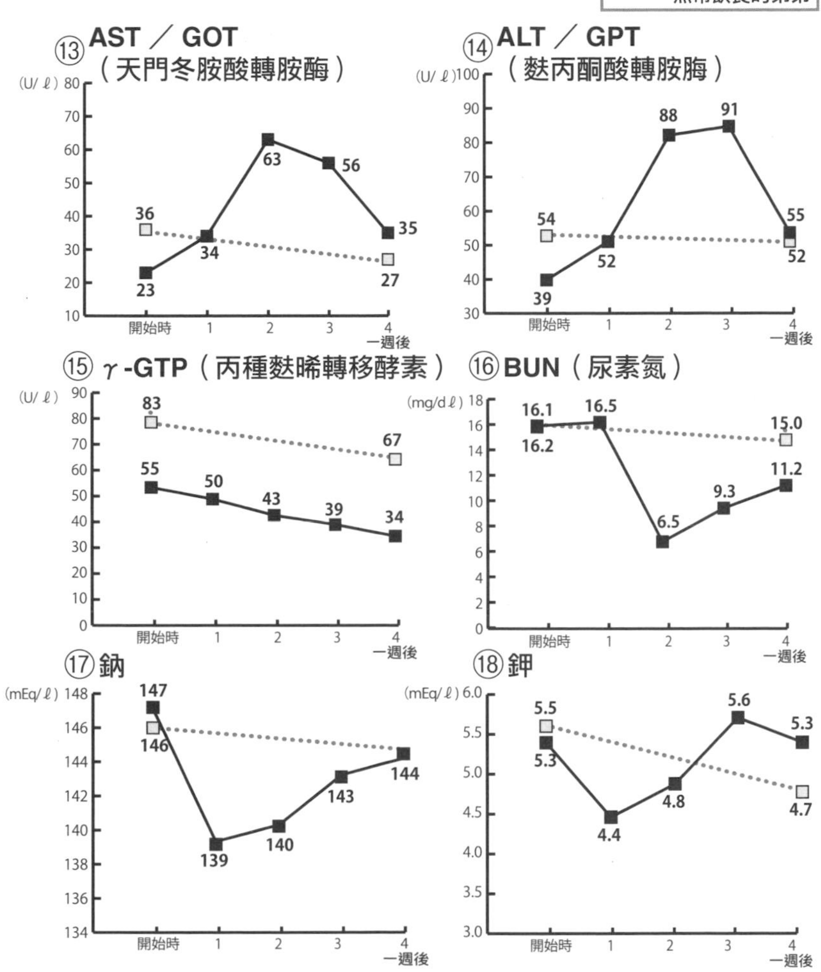

執行「限制醣質飲食＋椰油」後，肝功能指數獲得改善。

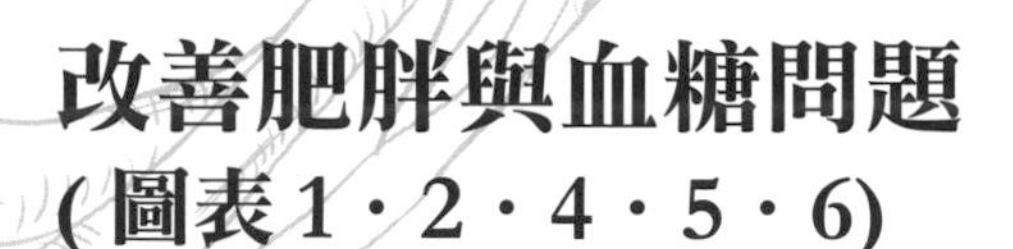

改善肥胖與血糖問題(圖表1・2・4・5・6)

生酮體質對身體的好處 ❶

正如「發現世界不思議」節目中收錄的實驗結果，只要限制醣質，讓血液中的酮體濃度上升，體重及 BMI 的數值就會直線下滑。

經過為期 4 週不吃碳水化合物的實驗後，雙胞胎的哥哥雖然還是有些肥胖，但和一開始相比已經瘦了不少，而且內臟脂肪也明顯降低許多。空腹血糖值和糖化血色素（HbA1c）、胰島素指數亦有明顯的變化。

另外還有一項值得關注的改變，就是胰島素阻抗。哥哥雖然沒有糖尿病，血糖值也很正常，但胰島素阻抗指數卻相當高。一般來說，指數在 1.6 以內屬於正常範圍，而一旦高於 2.5，即會被視為胰島素阻抗狀態，表示體內的胰島素無法發揮應有的功用。而哥哥在實驗開始時測量的指數，已高達 2.4 的極限。

但歷經生酮飲食法後，胰島素阻抗指數的改善結果相當良好，不僅回到正常範圍內，甚至還低於 0.6。由此可見，酮體的生成有助於促進胰島素回歸正常的運作。

不只如此，當胰島素阻抗的問題改善後，也能同時預防內臟脂肪囤積。

患有糖尿病的人不妨試試看減少碳水化合物的攝取量，並吃些椰油來加強生酮功效。酮體不管對改善或預防糖尿病的效果都很好，只要開始嘗試，血糖值就會有明顯的好轉。

許多實際嘗試過的人都說，自從開始實行生酮飲食法後，10 年沒再打過胰島素或吃藥，糖化血色素（HbA1c）還是一直維持在 6%左右的正常範圍內，血糖值也沒有出現異常！

降低飢餓感，抑制過度旺盛的食欲（圖表4・9）

生酮體質對身體的好處❷

這次的實驗結果，瘦體素和胰島素抵抗指數，分別都降低到實驗一開始的⅓左右。

瘦體素是抑制食欲的荷爾蒙，一旦因為某些因素導致血液中的瘦體素濃度過高，失去正常的運作功能（瘦體素阻抗），就會出現食欲異常的問題，即便吃再多還是覺得嘴饞、沒有滿足感，最後不知不覺吃下超過需求量的食物。

在這次的實驗中，瘦體素阻抗性的改善效果非常顯著。當瘦體素的指數降低，食欲恢復正常後，就不會再因為莫名旺盛的食欲而感到困擾！雙胞胎的哥哥剛開始執行生酮飲食法時，還常常感覺到強烈的食欲，看到什麼都想吃。但過一段時間後，對甜食、麵包、米飯等碳水化合物的興趣明顯降低很多。

酮體具有抑制食欲的功能，這點在動物試驗中也已獲得證實。**當消耗的能量從葡萄糖轉換成酮體時，腦部下視丘掌控的代謝機能會發揮調節食欲中樞的作用，達到抑制食欲的效果。**經過這次的實驗，證實酮體抑制食欲的功能，在人類身上也同樣可以發揮效用。

當瘦體素指數獲得改善後，胰島素阻抗的問題也會跟著好轉。同時，也能有效減少內臟脂肪，改善代謝症候群。

內臟脂肪一旦減少，就能促進脂肪細胞分泌脂聯素、纖溶酶原激活物抑制物 1（PAI-1）等對身體有益的荷爾蒙，並抑止有害荷爾蒙的產生，預防三高問題。有關於這部分的內容，在接下來的第 3 章中會再做詳盡的說明。

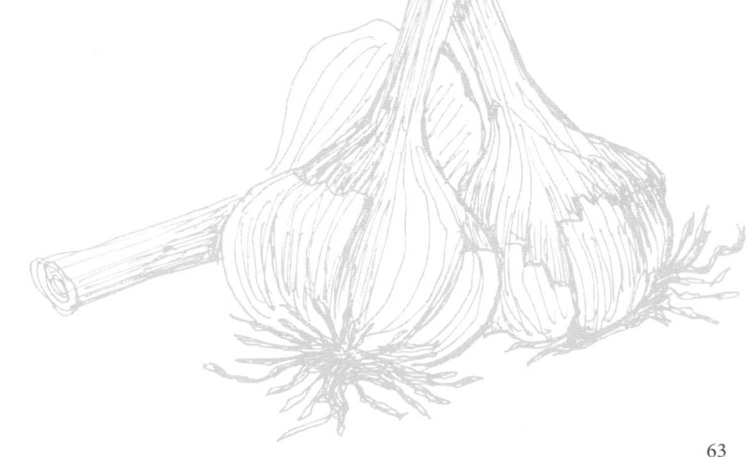

預防及改善代謝症候群（圖表5・7・8）

生酮體質對身體的好處❸

椰油對產生酮體的幫助很大，但有些人可能會有疑慮，擔心每天食用100ml椰油會不會反而攝取了過多的油脂，導致中性脂肪或是膽固醇過高？

這次協助進行實驗的雙胞胎哥哥，血脂指數原本就在正常範圍內，就算實驗過程中攝取大量的油脂，LDL脂蛋白或是中性脂肪也沒有因此上升。

椰油的代謝方式和其他油品不一樣，很容易被消化和分解，不會囤積在體內，即便大量攝取也不用擔心造成膽固醇或中性脂肪升高。

如果為了生成酮體改變飲食習慣，卻發現膽固醇及中性脂肪變高，那就有可能是食物的選擇上還潛藏著其他問題，必須重新檢視一下每天所吃的東西，除了椰油外，是不是吃下太多肉或植物油，還是從其他地方攝取了過多的油脂？

預防及改善動脈硬化
（預防腦中風・心肌梗塞）

生酮體質對身體的好處❹

血糖急速上升是造成動脈硬化的最大要因，改以酮體當作活動的能量，能有效避免血糖飆升，對預防動脈硬化有很大的幫助。

更棒的是，**藉由燃燒脂肪製造酮體的過程中，能夠不斷消耗囤積在體內的脂肪**。這樣一來，就可以有效減少引發血壓上升、脂質代謝異常、動脈硬化的內臟脂肪囤積，降低罹患疾病的風險。再加上酮體還有預防胰島素過度分泌，以及高度的抗氧化作用，在抗老化及預防疾病方面都有相當優益的功效。

「酮體」改善代謝症候群的功效

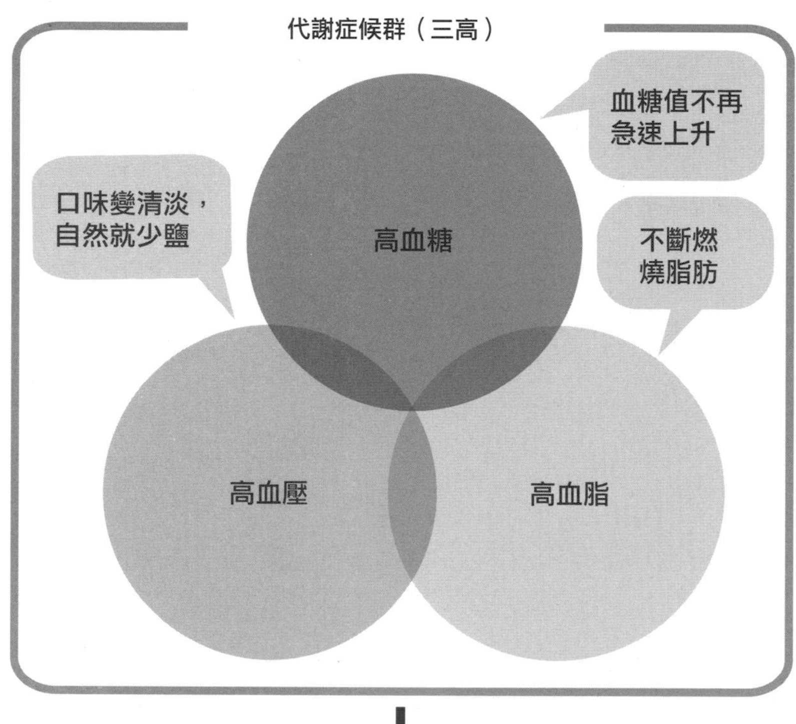

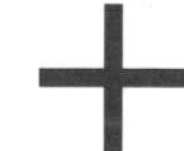

腰圍過粗，可能是三高的徵兆！

腰圍（從肚臍位置繞一圈的腰部周長）

男性 90㎝以上	女性 85 ㎝以上

內臟周圍如果附著太多脂肪，引發高血糖、高血壓、高血脂的機率就會偏高，可將測量腰圍當作是否罹患三高的初步診斷基準。體內生成「酮體」時所燃燒的脂肪，便是囤積在此處的內臟脂肪。

預防及改善失智症

生酮體質對身體的好處 ❺

在「發現世界不思議」節目中，不僅詳細介紹了酮體預防及改善肥胖、糖尿病的功效，在節目後半段中也提到，打造成生酮體質後，還能改善認知機能，降低罹患阿茲海默症的風險。

美國的瑪麗・紐波特博士（Mary T Newport）在其著作《阿茲海默症有救了！》中曾經做過測試，證實攝取椰油能有效改善認知機能障礙。

紐波特博士的丈夫患有早發型阿茲海默症。有次因緣際會下讀到一則關於椰油中鏈脂肪酸效能的報導，她抱持著半信半疑的心態開始讓丈夫食用，結果竟然出現巨幅的改善！不僅智能測驗的分數從前一天的 14 進步到 18，本來無法走路的丈夫也變得可以獨自出門。

當紐波特博士向大眾公開這項驚人的改變後，收到不少同樣在照護阿茲海默症患者的人來信，184 人當中有 167 人表示出現些許改善，改善率高達 91%。各國專家紛紛開始關注這個議題，紐波特博士目前也依然在南加州大學裡持續進行相關研究。

為什麼椰油有改善阿茲海默症的功效？

這是因為**我們的大腦平常是以葡萄糖做為能量來源，一旦罹患阿茲海默症，無法順利運用葡萄糖，大腦就會像汽車沒油一樣無法繼續運作**。因此，假如可以生成酮體取代葡萄糖當能量，大腦就能獲得足以運作的燃料，再次啟動。

椰油對抗失智非常有效。我推廣椰油多年，常常聽到很多人試過後讚嘆：「認知機能回復了！」、「已經可以和人對話！」效果真的不容小覷。

每天吃兩大匙的椰油，有助於改善認知機能。但比起應該食用多少的量，血液中的酮體濃度是否能上升，才是真正的癥結所在。一般來說，血液中的酮體濃度越高，認知機能的改善度就會越好。

第 70 頁的圖表，是美國研究學者 Samuel.T.Henderson 在 2008 年發表的論文資料。

他集結了 20 名有認知機能障礙的人為實驗對象，調查血液中的酮體濃度變化與認知機能的改善程度。

根據研究結果顯示，血液中酮體濃度上升到 500μmol/L 後，認知機能的改善程度相當高；而在 200μmol/L 以下時，改善和沒改善的紀錄數值則相差不遠。每個人實際改善的速度會有所差異，但**持之以恆不放棄，才是讓「生酮體質」一直維持下去的關鍵**。

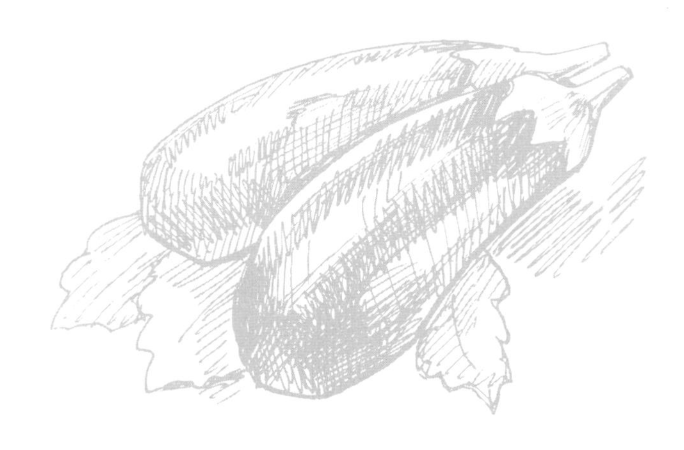

「酮體」預防＆改善失智的功效

血液中的酮體濃度與認知機能的改善程度

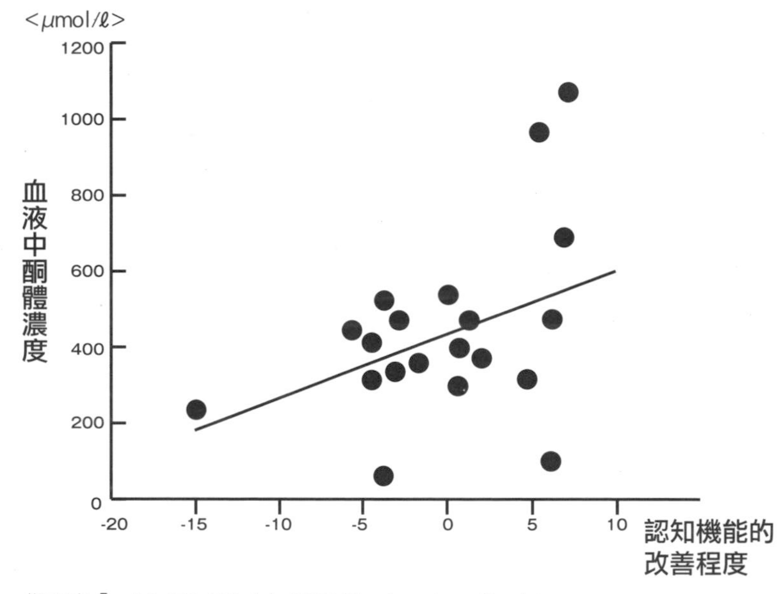

擷取自「vol.5,470-480 July 2008 The American Society for Experimental Neuro Therapeutics,Inc」

雖然有個人差異，但可以肯定的是血液中的酮體濃度一旦上升，認知機能就會跟著改善。

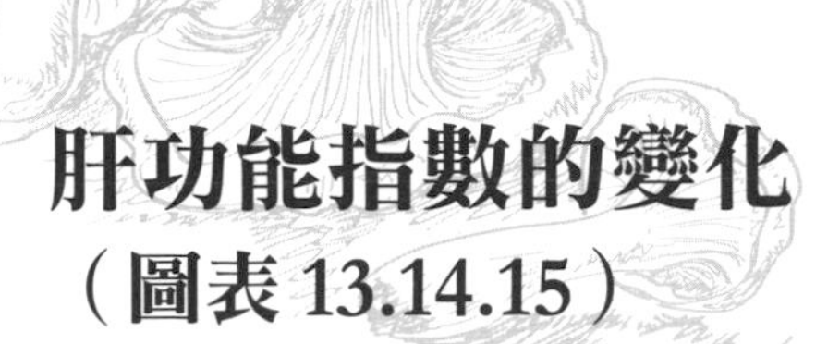

肝功能指數的變化（圖表 13.14.15）

打造出生酮體質後的指數變化❶

當我們的身體開始生成酮體後，會出現什麼和平常不同的反應？

從「發現世界不思議」中的實驗可以得知，血液中酮體濃度攀升後的第 2 週與第 3 週，肝功能中的 AST(GOT) 指數與 ALT(GPT) 指數也都相繼升高。

一般來說，AST 與 ALT 指數如果高到這個程度，通常都會被診斷出肝炎或是脂肪肝等肝功能異常；還有就是喝太多酒引起肝臟發炎的時候，AST 與 ALT 也會升高。

但雙胞胎哥哥的 AST 與 ALT 數值雖然升高，卻不是屬於疾病的異常現象。

為什麼他的身體會處於這種狀態？從身體的運作機制來看，酮體濃度若上升到 6000μmol/L 以上，代表體內正在大量燃燒脂肪，不停分解囤積在體內的內臟脂肪或皮下脂肪中的中性脂肪來製造酮體。

根據分析，AST和ALT之所以會上升，是因為分解後的部分脂肪暫時儲存在肝臟裡頭，形成脂肪肝的狀態，才會導致指數上升。

但這邊說的脂肪肝，並非生病的異常狀態。

通常形成異常的脂肪肝時，γ-GTP指數也會跟著上升，但在這次的案例當中，γ-GTP卻反而下降。由於並沒有引起發炎的現象，所以想成是開始製造酮體導致的「**健全脂肪肝**」也許比較恰當。

這種情況，其實就是**原本囤積在脂肪細胞中的中性脂肪，改換到肝臟中**而已。就像葡萄糖以肝醣的形式儲存到肝臟一樣，脂肪也能儲存到肝臟之中。

大家是否曾經想過，為什麼候鳥的體型明明不大，飛行距離卻能遠得不可置信？其中的祕密，便是牠們飛行前囤積在肝臟中的脂肪。

假設候鳥以葡萄糖做為能量來源，可能飛到一半就因為後繼無力而墜落了吧！

候鳥能夠長時間持續飛行，便是仰賴儲存在體內的脂肪為能源。因此就算什麼都不吃，還是可以一直飛翔。

從這一點來看，就足以解釋我們體內發生的狀況。

如果製造酮體時，肝臟中會囤積脂肪是正常的生理反應，那麼從這次的實驗結果即可合理推測，當飲食改變成以脂質為主，並製造出酮體時，我們體內會產生「健全的脂肪肝」也是理所當然的現象。

雖然只是尚未確切研究的假設，但也許有些在健康檢查檢測出脂肪肝的人，其實並不是吃太多或喝太多酒導致身體出現問題，反而是身體正在燃燒脂質製造能量，處於非常健康的狀態也說不定。

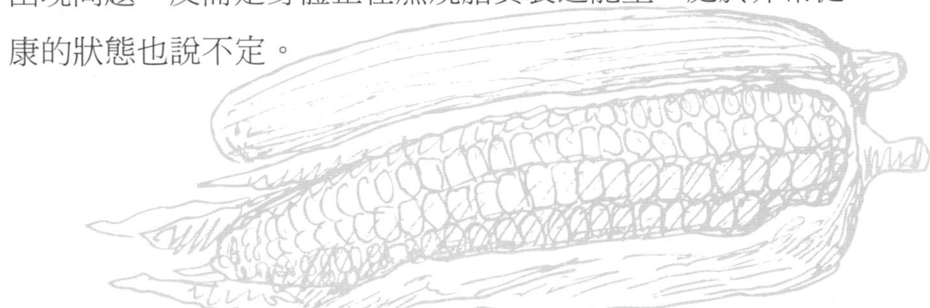

尿酸與膽紅素指數的變化（圖表 11・12）

打造出生酮體質後的指數變化❷

在這次的實驗中，膽紅素與尿酸值上升也是一項大發現，甚至有可能徹底顛覆一直以來我們對健檢數據與疾病之間的認知。

膽紅素起源於血液裡的血紅素，一旦紅血球遭到破壞，所含的血紅素就會轉變成膽紅素。雖然，不同疾病所導致的膽紅素情況不盡相同，但從醫學的觀點來看，膽紅素上升通常代表肝功能下降、紅血球發生溶血作用，會對健康產生不良影響。在這次實驗中檢測出的膽紅素指數之高，如果是平常早已被判定為異常狀態。

但是，其實有時候在健康檢查中，也會出現膽紅素雖然很高，肝功能卻沒有下降，紅血球也沒有異常的現象，完全不曉得指數為什麼會升高。不過根據這次的實驗結果，我們發現**在血液中的酮體呈現高濃度的狀態下，膽紅素也會跟著上升**，這似乎是正常的生理反應，或許可以解釋一些健檢時的異常狀態。

除此之外，尿酸指數也上升不少。

從 7.1 上升至幾乎兩倍的 13.5，通常尿酸指數超過 13.0，就會被診斷為高尿酸血症，開始進行藥物治療。

但我依然認為，這次實驗中測量出的尿酸指數雖然高，卻是屬於過渡期的正常現象。

從多年來醫治痛風患者的經驗，我發現痛風的發作與尿酸間的關聯並不大。有些人即便尿酸指數很高，也不會引起痛風；相反地，也有人指數明明很低卻深受痛風所苦。我常常在想，痛風和尿酸之間的關係，是不是真的這麼絕對？或者是其中還有別的因素？

酮體的含量在糖尿病惡化時會跟著升高，所以以前也給人「對身體有害」的印象。但這不是酮體本身的錯，而是糖尿病惡化後導致葡萄糖無法有效代謝，身體因而在異常的情況下改以酮體做為能量來源。明明是身體「為了維持生命」而製造出來的酮體，卻像「熱心幫忙卻因剛好待在案發現場」反而被當成肇事者一樣。

除此之外，**「膽固醇會帶來動脈硬化」也是一個長久以來不斷誤導大眾的錯誤觀念**。

膽固醇的作用原本是為了要抑制血管發炎，結果卻因為發炎的情況嚴重到超乎負荷，大量沉積在血管壁上而造成動脈硬化。

酮體和膽固醇就像是率先衝往現場滅火的消防員，沒想到火勢一發不可收拾，還因為一直待在火災現場被誤以為是縱火犯（酮症酸中毒、動脈硬化）。

不管是酮體或膽固醇，其實都不是危害我們身體的主因，膽紅素和尿酸恐怕也是如此。根據尿酸和膽紅素皆上升這點，我們提出以下假設：

血液中的尿酸和膽紅素，都是能有效使活性氧無毒化的抗氧化物質。其中**尿酸更堪稱是血液中最強的抗氧化物質，肩負血液中總抗氧化力的 50%。**

尿酸和維他命 C 一樣有很強的抗氧化力，也就是說，製造酮體時尿酸值上升並不是因為生病，而是抗氧化力變得更強的緣故。

當我們的體內產生酮體時，身體受到酮體的運作機制影響，連帶提升了抗氧化力。

就和前面說明的 AST 與 ALT 一樣，在健康檢查中被指出尿酸過高的人，有些可能是生病的異常狀態，但有些或許是體內生成酮體後抗氧化力上升，才會導致尿酸指數連帶提升。

我曾經讀過一篇探討尿酸的論文，覺得耐人尋味。

哈佛醫學院的研究班在檢證英國提出的大規模臨床資料時發現，有痛風的人跟沒有痛風的人相比，**有痛風的人罹患阿茲海默症的風險較小**（請參考第 79 頁下方圖表）。

根據這份報告數據，在進行追蹤調查的期間，5 萬 9 千多名痛風患者中有 309 名罹患阿茲海默症；而 23 萬 8 千多名沒有痛風的人，卻有 1924 人得到阿茲海默症。若以每年 1000 人罹病的機率來看，有痛風的人會有 1 人，沒有痛風的人則會有 1.5 人罹患阿茲海默症。

不只如此，尿酸的神經保護作用在帕金森氏症等疾病的研究中也受到許多學者關注。如果有朝一日能夠藉由研究證明清楚尿酸在體內負責的作用，就能釐清更多至今遭到誤解或未知的人體運作機制之謎，或許會徹底推翻「高尿酸血症」的認知也說不定。

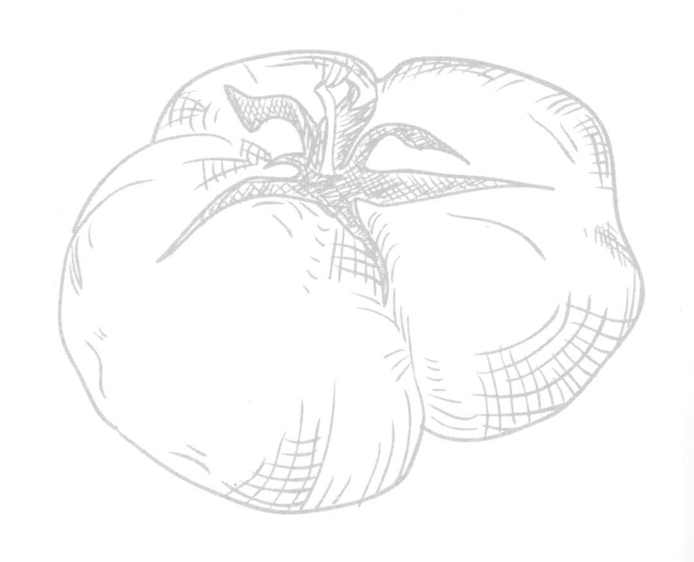

「酮體」與尿酸值・痛風的關係

維他命 C 與尿酸的抗氧化力

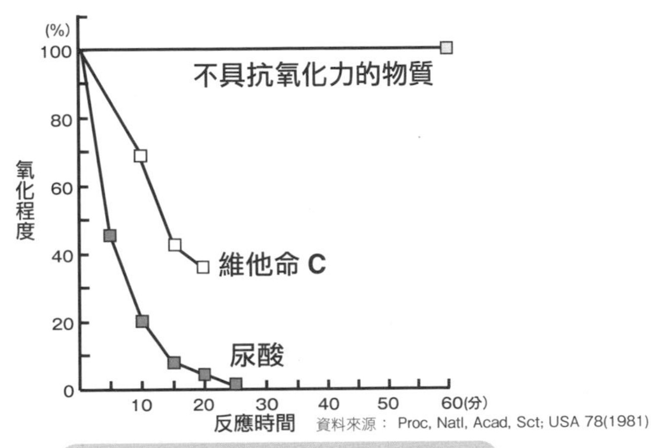

資料來源： Proc, Natl, Acad, Sct; USA 78(1981)

尿酸的抗氧化力比維他命 C 更強

痛風與阿茲海默症的關係

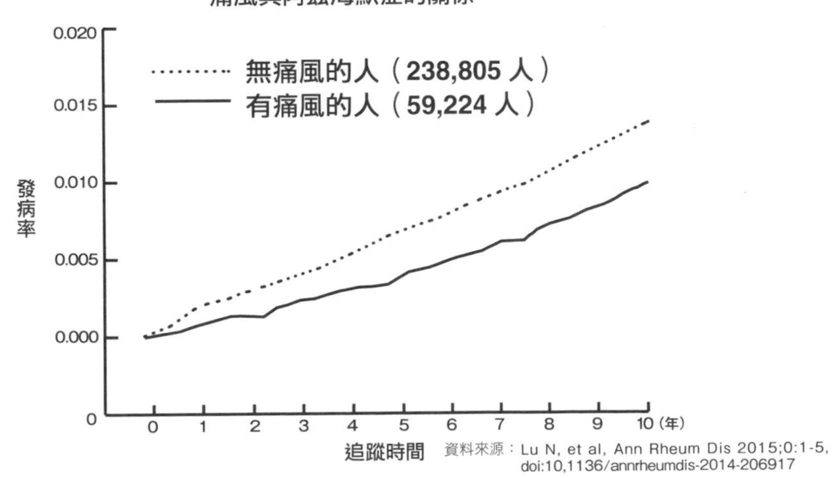

資料來源：Lu N, et al, Ann Rheum Dis 2015;0:1-5, doi:10,1136/annrheumdis-2014-206917

痛風患者罹患阿茲海默症的風險較低

血液在短時間內產生變化（圖表 16・17・18）

打造出生酮體質後的指數變化❸

生酮飲食法除了改變肝功能指數及尿酸外，對血中尿素氮（BUN）的影響也引起很大的關注。尿素氮是蛋白質經過消化分解後的產物，很常出現在腎功能的檢查項目中。

在這次的實驗中，尿素氮從第 2 週開始下降。從這個結果中可得知，當我們的身體開始產生酮體後，分解的蛋白質就會跟著減少。

以葡萄糖當能量時，一旦儲存在肝臟裡的肝醣耗盡，就會馬上分解蛋白質來製造葡萄糖（葡萄糖新生）。

假如每一餐的間隔過長，或是睡覺時長時間沒有進食，便可藉由這個葡萄糖新生的運作機制，持續製造出葡萄糖。

但只要開始限制碳水化合物，促進體內生成酮體，就能降低葡萄糖的需求量，讓血糖值漸趨安定。如此一來，因為不用再持續分解蛋白質製造葡萄糖，尿素氮自然就會降低。

開始產生酮體之後，我們的身體就能有效率地燃燒脂肪來當作活動的能源。從這點來看，尿素氮降低也許可以視為身體不用再分解體內蛋白質的證據。

除了尿素氮之外，血液中還出現了其他值得關注的變化。通常短短一週的時間，血液中的數值不可能會有太大的改變，但實際檢測後卻發現，不僅是尿素氮，就連鈉和鉀的含量也一起下降了。

為什麼會有這個現象？主要是因為**血液中酮體濃度急遽上升**的緣故。血液裡突然大量出現至今都不曾存在的物質，導致血液的黏稠性稍微提高。而腎臟為了改善這個情況，開始促進鈉及鉀的排泄，以維持血液中的滲透壓。等到第 3 週左右，血液中的酮體濃度略微下降，尿素氮與鈉、鉀等其他數值也會逐漸穩定。

簡單來說，**當酮體不斷被製造出來，腎臟為了不讓血液**

呈現濃稠狀態，只好暫時捨棄鈉、鉀等物質。當酮體開始生成，體內的代謝系統為了因應突如其來的劇烈變動，開始紛紛做出各種對應措施的結果，就會像這樣產生各種指數的變化。這是屬於身體正常的運作機能，並非異常現象。

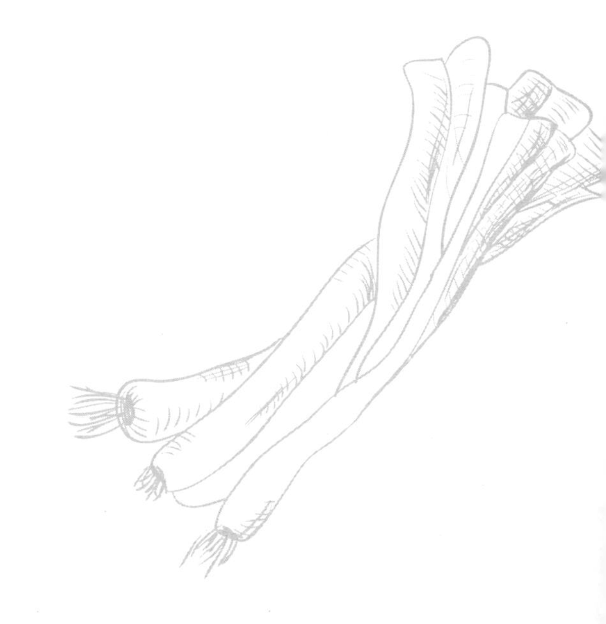

「斷糖生酮」的三大關鍵原則

低糖、少麩質、正確吃油，
自然養成不會變老的健康好體質

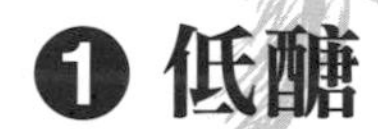

❶ 低醣
醣質過多會導致失控的「發炎症狀」

斷糖生酮三大原則

◎攝取過多碳水化合物，內臟脂肪堆出「凸小腹」！

接下來的這個章節，要來探討會引發疾病的食物以及錯誤的飲食。內容或許有些艱澀，不過相信大家看過之後就能深刻地體會到，日常飲食究竟對我們的健康或壽命造成多大的影響！

可能很多人都有這種感覺，體重好像年年都在增加，而且脂肪一馬當先往腹部集中。就算體重機上的數字沒差多少，肚子卻越來越大……。

你知道嗎？「凸小腹」正是剝奪我們青春與健康的大敵！**腹部堆積的內臟脂肪越多，人體老化的速度就會越快，患病的風險也會明顯增高**。撇開外觀不好看不說，還會影響到我們老年後的健康活力，並且大大提高罹患失智症或腦中風的風險。

內臟脂肪顧名思義，就是附著在內臟周圍的脂肪細胞。難纏的內臟脂肪之所以會大量堆積，攝取過多米飯、麵包、麵、砂糖……等等碳水化合物絕對是主因。如果想要改善，重新調整飲食生活是必要的第一步。

至於為什麼內臟脂肪增加會加速老化、提高疾病的風險？接下來將做更進一步的說明。

◎內臟脂肪囤積、荷爾蒙分泌失衡，是搗亂身體機能的恐怖危機

從好的方面來看，包覆在內臟周圍的脂肪不但能達到保護器官的作用，還能同時擔任儲藏能量的角色。

因為脂肪細胞就像一個「儲藏室」，當我們吃下過多食物時，身體就會把一時之間派不上用場的能源先堆積在裡面，以備不時之需。

最近更有研究指出，**脂肪細胞（尤其是內臟脂肪）其實**

還擔負著極為複雜且高度的分泌功能，可分泌出各式各樣的荷爾蒙。

其中最具代表性的，就是能有效預防高血壓、糖尿病、動脈硬化等病症的脂聯素，以及抑制食欲的瘦體素等，有益於健康長壽的「**良性荷爾蒙**」。

另一方面，也會分泌出PAI-1、TNF-*α*、血管收縮素原等，會促進血管收縮導致血壓上升，或是形成血栓、血糖上升的荷爾蒙。這些荷爾蒙如果分泌過剩，就會造成動脈硬化或糖尿病，所以被稱為「**惡性荷爾蒙**」。

近年來荷爾蒙相關的議題之所以備受重視，正是來自它們和「過度發炎」間的緊密關聯。

「發炎」其實是一種體內產生的自然反應。就像被蚊蟲咬傷的部位會紅腫，或是激烈運動後會肌肉痠痛一樣，都是身體為了保護自身而做出的生理反應。但如果發炎的情況持續惡化，甚至失去控制，就會演變成嚴重的健康問題。

一般來說，發炎的症狀只要經過一段時間就會自動減

瘋美食・玩廚房・品滋味・樂生活 尋找專屬自己的味覺所在

追時尚・學穿搭・漸健美・愛瘦身 打造理想中的魅力自我

好書出版・精銳盡出

台灣廣廈國際書版集團 Taiwan Mansion Cultural & Creative

BOOK GUIDE

2022 生活情報・夏季號 01

知・識・力・量・大

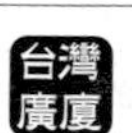

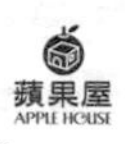

＊書籍定價以書本封底條碼為準

地址：中和區中山路2段359巷7號2樓
電話：02-2225-5777*310；105
傳真：02-2225-8052
E-mail：TaiwanMansion@booknews.com.tw
總代理：知遠文化事業有限公司
郵政劃撥：18788328
戶名：台灣廣廈有聲圖書有限公司

自癒力・享健康・不老化・遠疾病 天天打造驚人的自癒奇蹟

樂育兒・好教養・綠手指・養寵物 日常生活中的幸福時光

探心理・玩耍力・知識力・輕科普 創造屬於自己的美好生活

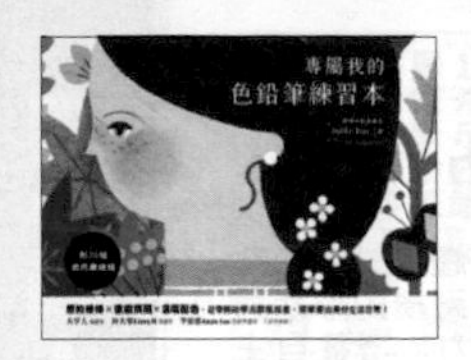

專屬我的色鉛筆練習本

NEW

簡約線條×童趣構圖×溫暖配色，
從零開始學北歐風插畫，簡單畫出美好生活日常！
【附20幅著色畫線稿】

作者／Aellie Kim　定價／499元　出版社／紙印良品

零基礎也OK！一起來輕鬆畫畫吧！人氣線上插畫課老師，色鉛筆畫技巧首度公開，從居家小物到日常風景，初學者也能畫出滿滿成就感。特別設計：「左頁作品示範圖＋右頁著色畫線稿」，讓你隨時隨地翻開就能畫。

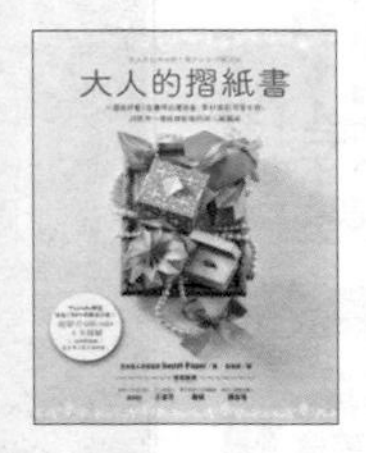

大人的摺紙書

【附影片QRcode＋全圖解】
一摺就紓壓！從實用的禮物盒、信封袋到可愛小物，
29款用一張紙就能做的迷人紙藝品

作者／Sweet Paper　定價／450元　出版社／蘋果屋

Youtube觀看次數突破1800萬的紙藝家首度出書！選張漂亮的紙，就能完成29款送禮、自用兩相宜的作品！同步提供影片＋超詳細步驟圖解，手拙的你也能摺出成就感和療癒感！

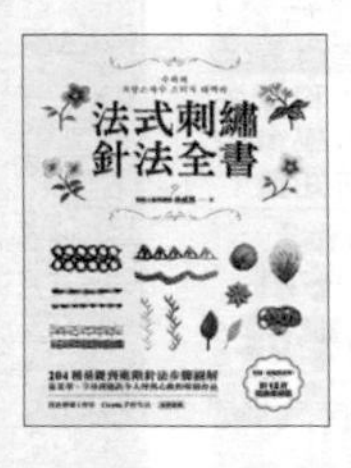

法式刺繡針法全書

熱門

204種基礎到進階針法步驟圖解，
從花草、字母到繡出令人怦然心動的專屬作品

作者／朴成熙　定價／480元　出版社／蘋果屋

★部落格瀏覽數破66萬人次！韓國最大網路書店YES24滿分五星好評！★第一本收錄超過200種針法、自學最好用的刺繡書！學會更多技巧，繡出療癒又有質感的精緻圖樣！

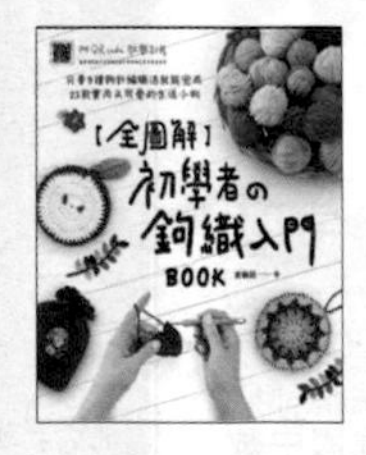

【全圖解】初學者の鉤織入門BOOK

暢銷

只要9種鉤針編織法就能完成
23款實用又可愛的生活小物（附QR code教學影片）

作者／金倫廷　定價／450元　出版社／蘋果屋

韓國各大企業、百貨、手作刊物競相邀約開課與合作，被稱為「鉤織老師們的老師」、人氣NO.1的露西老師，集結多年豐富教學經驗，以初學者角度設計的鉤織基礎書，讓你一邊學習編織技巧，一邊就做出可愛又實用的風格小物！

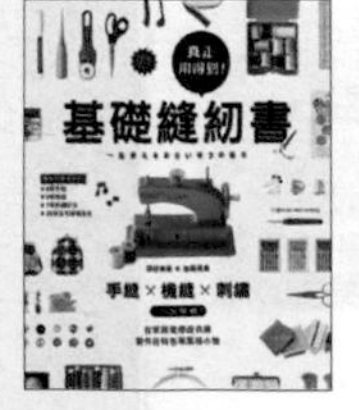

真正用得到！基礎縫紉書

暢銷

手縫×機縫×刺繡一次學會
在家就能修改衣褲、製作托特包等風格小物

作者／羽田美香、加藤優香　定價／380元　出版社／蘋果屋

專為初學者設計，帶你從零開始熟習材料、打好基礎到精通活用！自己完成各式生活衣物縫補、手作出獨特布料小物。

緩、慢慢痊癒。但假如因為某些因素，導致體內持續不斷發炎，就會偏離原本保護身體的目的，開始製造出對細胞有害的物質，進而削弱細胞的功能，將細胞破壞殆盡。

至於容易引發許多疾病、因老化而形成的動脈硬化，其實也和發炎症狀息息相關。

動脈硬化，簡單來說就是**血管內壁過度發炎而喪失韌性，變得脆弱、狹窄**。脆弱窄小的血管一旦斷裂或堵塞，就會引起大家熟知的腦中風及心臟病等嚴重的病症，造成臥病在床、減短壽命。血管過度發炎，儼然成為威脅健康與壽命的一大要因。

如果能夠適時分泌「良性荷爾蒙」，能有效減少血管過度發炎的情況，抑制動脈硬化；相反地，「惡性荷爾蒙」如果增加了，血管的發炎問題就會更加惡化，動脈硬化也會變得更嚴重。

荷爾蒙是否能夠維持適度的平衡，和內臟脂肪有一定的關係。如果內臟脂肪的儲存量適中，荷爾蒙就能分泌得恰到好處；但如果內臟脂肪過多，良性荷爾蒙的分泌量減少，惡性荷爾蒙就會增加。

可怕的還不只這樣。

內臟脂肪會驅動身體的發炎反應。當脂肪細胞大量分泌出異常的發炎性物質，並將這些物質送到肝臟後，肝臟就會發出新的發炎信號，開始製造異常的蛋白質。內臟脂肪越多，血液中這些發炎信號與異常的蛋白質也就會越多。

而這些發炎信號，正是招致糖尿病、高血壓、腦中風、心臟病、失智症、風濕、結腸癌等各式各樣病症的主因。

內臟脂肪對人體來說十分棘手，近來甚至有越來越多論說舉出，從內臟脂肪的多寡，便能推測將來的健康問題，甚至估算出死亡率。

◎甩開多醣飲食，從肚子開始瘦出健康！

內臟脂肪為什麼會增加？

有很多人認為吃太多肉及奶油，是內臟脂肪增加的主因，但事實並非如此！實際上，吃下過多的**米飯、麵包、麵類、甜食或是飲料，才是內臟脂肪不斷囤積的最大癥結點。**

說得更直接一點，就是因為大量食用含有碳水化合物的高醣質食物，才會導致內臟脂肪不停地囤積，形成消不掉的「凸小腹」。

血糖，顧名思義就是**血液中的葡萄糖含量**，幾乎所有的健康檢查都有這個項目，大家應該不太陌生。如果我們的身體能夠維持正常運作，通常血液中的葡萄糖含量會被控制在一定的範圍內。

當我們吃下碳水化合物，血糖值暫時上升後，胰臟就會分泌出胰島素，將葡萄糖送進細胞內，減少血液中的葡萄糖含量。被送進細胞內的葡萄糖，會成為我們活動身體、思考事物的能量來源。

但假如攝取的量過多無法消耗，剩下來的部分就會轉變為中性脂肪儲存進脂肪細胞中。

促進葡萄糖合成中性脂肪是胰島素的工作。

當胰島素發現血液中充斥著用不完的葡萄糖時，就會為了降低血糖開始賣力工作，不斷促進中性脂肪合成。換句話說，假如攝取過多碳水化合物，血糖急遽上升，身體就會為了因應這個情況大量分泌胰島素，導致內臟脂肪不斷增加。

內臟脂肪越積越多，體內的發炎症狀也會越來越嚴重，最後超出胰島素的負荷，胰臟只好再拼命分泌更多胰島素來降低血糖值。但這樣一來，隨著內臟脂肪越來越多，胰島素的運作加速失控，就會形成一個一面倒的骨牌效應，也就是所謂的「**胰島素阻抗性**」。

總而言之，攝取過多醣質導致內臟脂肪囤積後，就會造成胰島素阻抗性，而胰島素一旦無法正常運作，就會再產生更多內臟脂肪，讓情況變得越來越糟。

不只如此，內臟脂肪過度囤積也會造成食欲紊亂，變得越來越胖。這是因為分泌自脂肪細胞的瘦體素因體內囤積過多內臟脂肪而失常，變得無法正常運作，才會出現怎麼吃都沒有飽足感，最後不知不覺間吃下太多食物的情況。

「過度攝取醣質」促使脂肪細胞越積越多

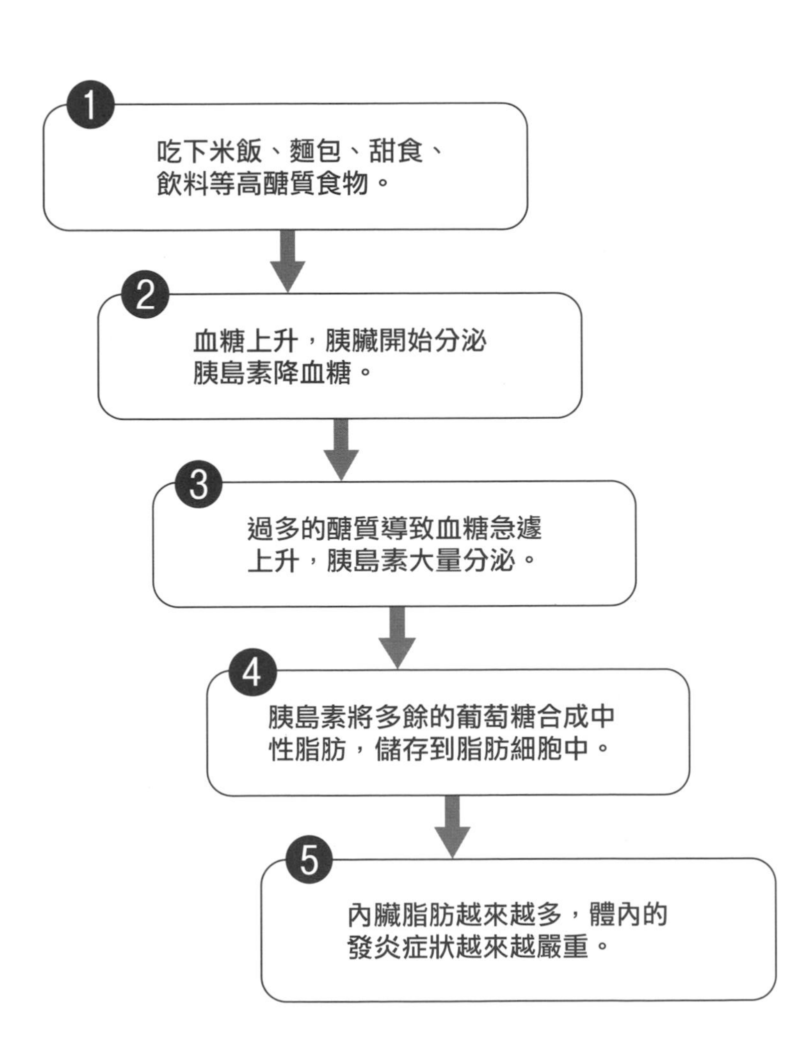

瘦體素及類生長激素是負責控制食欲的荷爾蒙。瘦體素是將「飽足感」傳遞至大腦，抑制食欲的荷爾蒙；而類生長激素則是負責「飢餓感」，促進食欲的荷爾蒙。只要瘦體素與類生長激素能夠確實運作，維持正常的食欲機能，就不會有吃太多的問題。

體重超過 100 公斤、屬於極度肥胖的人，就算已經吃光拉麵、炒飯、餃子，還是會有另一個裝甜點的胃，把一般人空腹也吃不完的量又通通掃進肚子裡。這就是瘦體素失常，無法得到飽足感的緣故。也因為這樣，很多人一旦發胖導致內臟脂肪增加後，就很容易一直不斷地變胖下去，即使用盡方法卻怎樣都瘦不下來。

當腹部周圍出現了脂肪，就是攝取過多醣質的警訊。攝取太多醣質不但會加速老化，還會提高罹患各種疾病的風險。因此，維持健康的第一步，就先從減少攝取導致內臟脂肪堆積的碳水化合物，甩掉「凸小腹」開始吧！

「過度攝取醣質」會加速老化、提高罹病風險

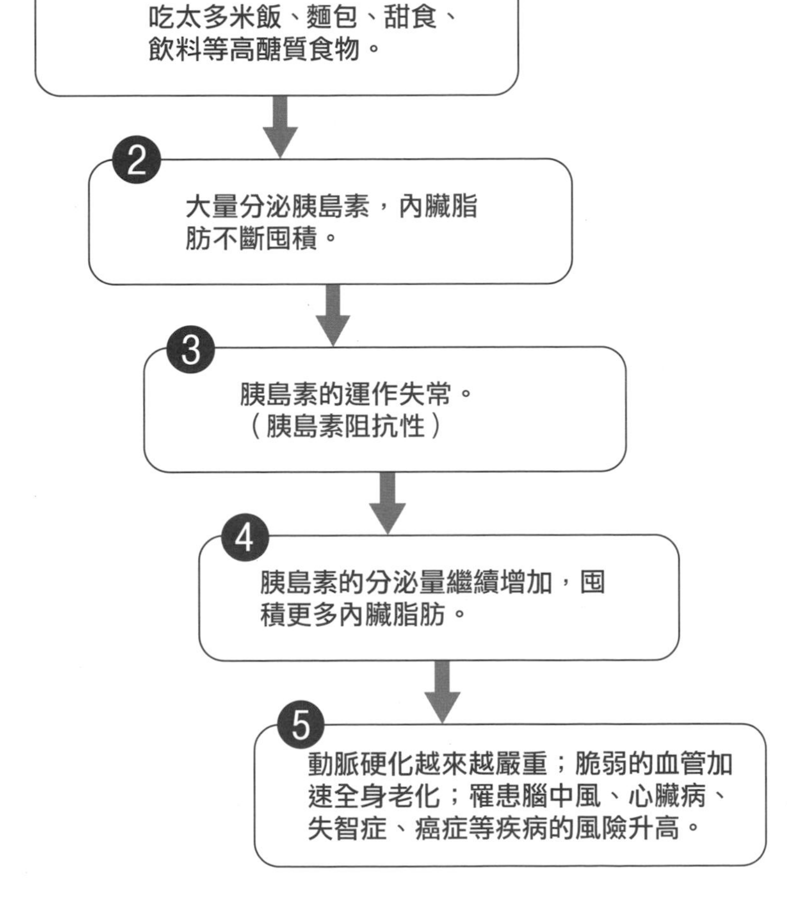

❷ 少麩質
小麥（麩質）是侵蝕身體和大腦的「沉默殺手」

斷糖生酮三大原則

◎從美國蔓延到全世界的「零麩質」風潮

米飯、土司、法國麵包、烏龍麵、蕎麥麵……你知道哪幾樣會讓血糖值上升的最快嗎？

答案是土司、法國麵包、烏龍麵。

只要吃下這三樣食物，兩分鐘內血糖值就會快速上升。而這些食物的共同之處，就在於它們原料——小麥。

美國開始重視小麥帶來的問題，已有一些時日。著有《無麩質飲食，讓你不生病！》的大衛 ‧ 博瑪特（David Perlmutter）博士，曾經如此斷言：「**『麵包』是所有問題的根源**」，希望能藉此讓大家對小麥的危險性產生警惕。

以小麥為主食的習慣早已根深柢固，但為什麼時至今日才將其視為超級危險的食物？這其中最重要的轉折關鍵，就是血糖值。**小麥不只會造成血糖值快速飆升，它的成癮性也很強，容易導致腸道跟腦部出現發炎症狀**。

《無麩質飲食，讓你不生病！》一書在日本出版時的書名為《常吃的麵包殺了你！》，大家或許會覺得標題聳動到過於浮誇，但只要看過最新的研究數據，就會發現這的確是貨真價實的事實！

◎比巧克力糖更可怕？捨棄健康換取口感的改良小麥

大家有沒有發覺，現在的麵包和以前比起來，吃起來更蓬鬆卻依然保有咬勁？我們常吃的麵包，多半是由美國進口的小麥製造而成。雖然不能以偏概全，**但美國產的小麥，幾乎已經不是我們以前常吃的小麥。**

為了加強抵抗龍捲風等天災或是提高收穫量、加強蓬鬆口感，美國小麥的品種經過不斷改良，結果逐漸變成會讓血糖值快速上升的**危險小麥**。

小麥會造成血糖值急速上升，是因為裡面含有容易被吸收消化的支鏈澱粉。**含有支鏈澱粉的小麥，是所有碳水化合**

物中最容易讓血糖值快速升高的食物。就算是一直以來給人健康養生印象的全麥麵包，原料中也含有小麥，同樣會導致血糖急速上升。

加拿大多倫多大學在1981年發表了有關食物GI值（升糖指數，指吃進含醣食物後血糖上升的指數，當血糖上升速度越快，指數越高）的數據資料，發現精白土司的GI值是69，但全麥麵包卻高達72。

順帶一提，市面上販售的SNICKERS巧克力，雖然加入大量的砂糖和巧克力，GI值卻僅41，由此可見麵包讓血糖值上升得有多快。

再看到義大利麵。全麥義大利麵的GI值為42，一般精白小麥的義大利麵是50，相較之下都比麵包來得低。主要是因為製作義大利麵使用的硬粒小麥和麵包的小麥不同。不過物極必反，食用義大利麵後會造成血糖持續4～6小時長時間上升，反倒成為另一種問題。

不管怎樣，含有小麥的食物大抵都容易造成血糖值上升，導致胰島素分泌過剩，演變成內臟脂肪的堆積。

◎引起戒斷症狀的飲食界大麻！蓬鬆麵包的美味圈套

小麥會造成血糖快速上升，其中還潛藏著另一個更嚴重的危險因素－「**麩質**」。

麩質是一種具黏性的蛋白質。麵粉和水攪拌後靜置一段時間，底下會出現一層如顏料般黏稠的沉澱物，那就是麩質。麩質是發酵的必備成分，想要做出蓬鬆口感的麵包、甜甜圈、披薩等，都要靠它。

不管是裸麥、大麥，還是歐式麵包中常用的斯佩爾特麥裡，都可以看到麩質的蹤影，但含量最多的還是非小麥莫屬。我們使用的麵粉分成低筋、中筋、高筋，就是根據麩質的含量來區分，高筋麵粉的麩質含量最高，超過11.5%。想要製作出麵包等擁有蓬鬆口感的食物時，就一定要使用到麩質含量最多的高筋麵粉。

自從研究發現麩質**具有麻藥般的成癮性**後，美國就開始將小麥視為危險性食材。小麥和海洛因或鴉片一樣，很容易讓人吃了就上癮，持續不斷吃小麥做成的麵包，就像在吸食

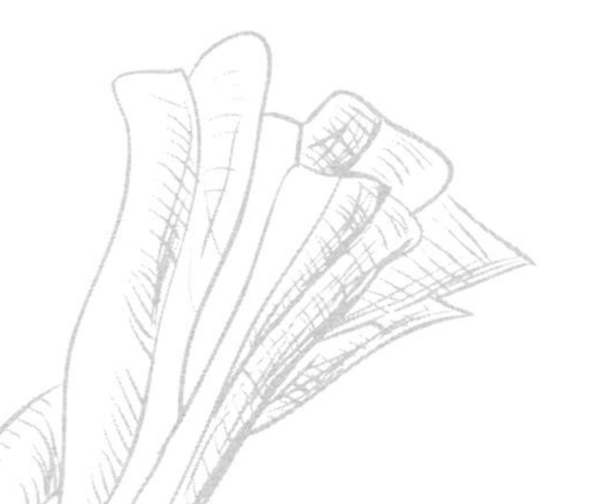

毒品，吃了還想再吃，不吃就覺得受不了！

根據《小麥完全真相》的作者威廉・戴維斯（William · Davis）博士論述，被醫生禁止繼續吃小麥的患者，竟有30% 出現了戒斷症狀，這是相當驚人的數字。斷絕小麥後的數日到數週之間，他們感到**極度疲勞、無法集中精神、煩躁、憂鬱**，但只要一吃下貝果、杯子蛋糕、瑪芬等小麥做成的食物，這些症狀又會瞬間通通好轉！和大麻患者戒毒的過程簡直如出一轍。

美國自從在研究中，發現小麥是導致很多不舒服症狀的原因後，就常常為了治療病症，建議患者實行「零麩質飲食」的生活，完全不吃小麥。

◎沒有原因的腹瀉、反胃？小心入侵腸道和大腦的「麩質過敏症」

博瑪特博士在其著作中曾提到：「麩質是現代毒品，把麩質從飲食當中去除後，很多病症可能都會就此好轉」。

這句話很快就得到了印證。實施「零麩質飲食」後獲得改善的實際病例數，在美國快速增加中。

麩質引發的問題涉及許多層面，通稱為**「麩質過敏症」**。除了比較常聽聞的腸胃症狀，像是乳糜瀉或腸漏症等因腸內發炎導致的腹瀉及嘔吐外，失智症、思覺失調症、憂鬱症、自閉症、ADHD（注意力不足過動症）等腦部的疾病和麩質也有關。

麩質過敏症在美國幾乎已經是全國性的問題，包含症狀輕微的人在內，罹患率達到 20% 左右。

美國大賣場中常會看到主打零麩質的產品宣傳廣告。在 2011 年，美國零麩質產品的銷售額竟高達 63 億美元，由此可見，美國人有多麼重視零麩質的需求。

相較之下，麩質過敏的問題在我國卻可說是才剛開始浮出檯面。一方面是因為飲食習慣不同，以米飯為主的我們，不會像美國人一樣每天吃下大量的小麥。但即便如此，還是不能掉以輕心。平常習慣吃土司或麵包當早餐的人，其實也都暴露在麩質過敏的危險之中。

麩質過敏的症狀廣泛複雜，只靠血液檢測很難完全精準地檢驗出來，再加上類似症狀很多，一不小心就會誤診為其他疾病。也因為這樣，麩質過敏症的問題時常受到忽略，潛藏患者越來越多。

接下來要探討的，就是關於麩質過敏症的症狀與疾病。

從一般常見的不舒服症狀，到攸關生命的不治之症，有些疾病乍看之下可能很難立刻和麩質過敏產生聯想，卻潛藏著不可忽視的關連性。關於麩質與這些病症的關係，在第 4 章中會再做更詳細的說明。

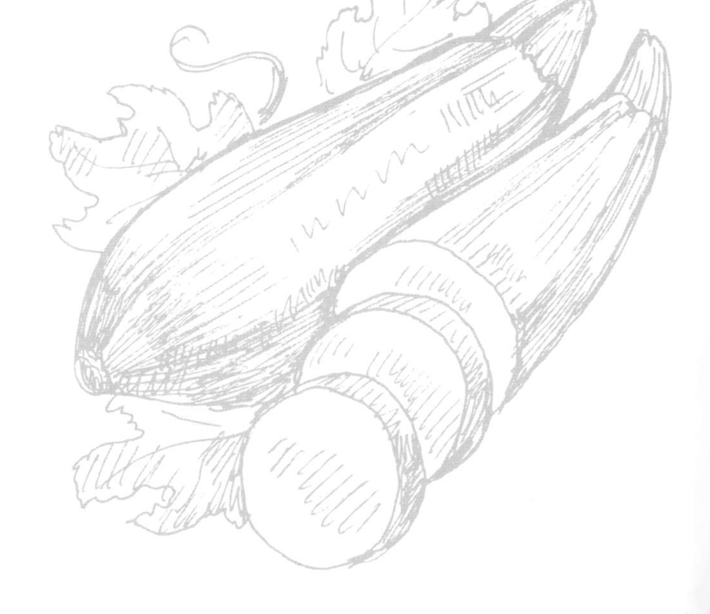

【麩質過敏症相關症狀與疾病】

☐ **大腦昏沉、精神恍惚**

腦袋像被濃霧籠罩般昏昏沉沉。

☐ **無法克制想吃小麥的欲望**

非常想吃麵包、披薩、餅乾、甜甜圈等小麥製品。

☐ **內心焦慮不安**

常常莫名感到焦慮不安。

☐ **經常生病**

容易疲累，常常生病或覺得哪裡不舒服。

☐ **偏頭痛**

時常有頭痛的困擾。

☐ **噁心想吐**

吃飽後常會感到反胃、嘔吐。

☐ **營養吸收不良**

怎麼吃都吃不胖，腸道無法順利吸收營養。

☐消化不良
常常出現腹部脹氣、腹瀉、便秘、腹痛等問題。

☐過敏性腸道症候群
容易便秘或是腹瀉。

☐蕁麻疹・皮膚過敏
容易因為食物導致皮膚紅腫發癢。

☐乳糖不耐症
無法順利消化牛奶及母乳裡的乳糖，一喝牛奶就拉肚子。

☐運動神經・平衡感失調
難以掌握身體的平衡。

☐骨頭痠痛・骨質疏鬆
骨質疏鬆，骨骼越來越脆弱，容易感到痠痛。

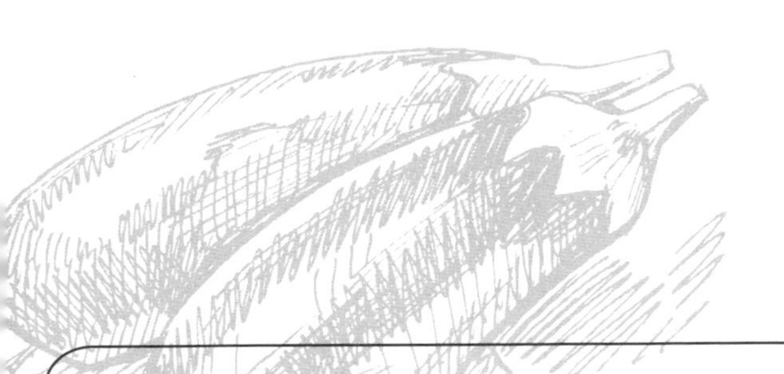

☐ 癌症

根據實驗報告顯示，徹底實行零麩質飲食後，消化器官的罹癌率會降低。

☐ 心臟病

改善過度攝取醣質的狀況，可有效預防動脈硬化、心臟病等心血管疾病。

☐ 精神障礙

引發失智症、思覺失調症、帕金森氏症、癲癇等腦神經相關疾病。

☐ 酒精中毒

一不喝酒就會出現手抖、焦躁、失眠等戒斷症狀，已經影響到健康、工作及家庭生活。

☐ 自體免疫性疾病

第一型糖尿病、類風溼性關節炎、慢性淋巴性甲狀腺炎等，因免疫系統失控，開始攻擊自己身體而引發的疾病。

□**憂鬱症狀**

焦躁、不安、頭腦昏沉、容易疲累，麩質過敏症與憂鬱症有許多共通的症狀。

□**ADHD（注意力不足過動症）**

影響到日常生活的注意力不集中、過動、易衝動等症狀。口無遮攔、無法冷靜、時常衝動行事、無法遵守約定、健忘或弄丟東西，在工作上有許多疏失、不擅長時間管理、整理等。

□**自閉症**

徵兆會從三歲前開始顯現的神經發展障礙。社交困難，無法和他人正常溝通，興趣狹隘且常常重複同樣的行為。

□**肌萎縮性脊髓側索硬化症（漸凍人）**

手腳無法施力、肌肉不斷萎縮的疾病，會出現口齒不清、無法順利吞嚥食物、呼吸困難等症狀。

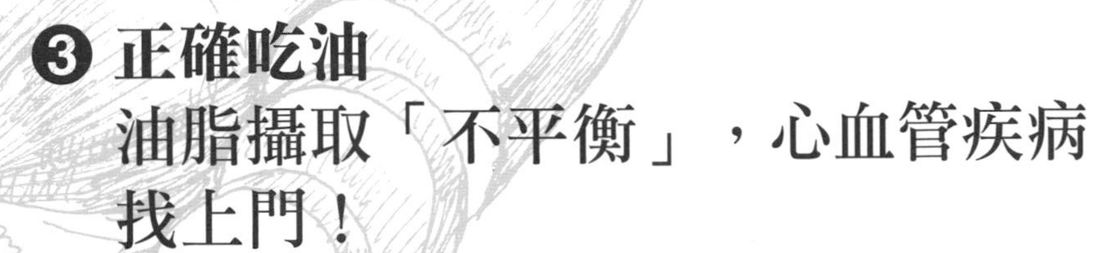

❸ 正確吃油
油脂攝取「不平衡」，心血管疾病找上門！

斷糖生酮三大原則

◎怎麼吃油才健康？「海陸均衡」是關鍵！

米飯、麵類、麵包當中所含的醣質，以及小麥對人體會產生多少害處，在前面都已經敘述過。若說各種現代病症的主因就是過度攝取高醣食品，其實也不為過。

攝取過多醣質導致的血糖問題漸漸受到重視，最近也悄悄興起了一股「斷糖風潮」。但一般說到限制醣質的飲食時，往往很容易誤解成「吃肉代替米飯和麵包」的肉食至上主義。雖然乍聽下沒有疑問，但這其中卻潛藏著另一個必須考量的問題－「油」。

油的種類有很多，在這裡暫且簡單分為多從海洋中獲得的「**海洋油**」，以及來自陸地上動植物的「**陸地油**」。

「海洋油」，大多指鯖魚等海魚的魚油，富含 EPA 及 DHA；而「陸地油」則是「動植物油」，泛指豬肉、雞肉的油脂，或是沙拉油、葵花油等富含花生四烯酸的植物油。

魚油等海洋油普遍給人健康的印象。有一種說法指出，號稱最愛吃魚的日本民族近年來腦中風和心臟病的人越來越多，就是因為原本以魚為主的和食，逐漸受到歐美肉食主義取代的緣故。但嚴格來說，這個推論並不正確。

根據統計，其實從 1970 年代開始，「魚比較健康」的觀念漸漸普及後，日本人對魚的食用量就已回升。但是，腦中風和心臟病的罹患率卻不降反升，為什麼？

原因並不是油的攝取量多寡，而是在於「油的平衡」。

◎油脂比例嚴重失衡，腦中風死亡率急速攀升！

不管吃下再多魚，只要攝取的「陸地油」超過「海洋油」，還是容易引發血管發炎，導致動脈硬化等疾病。

從第 108 頁的圖表即可清楚得知，EPA 攝取量與腦梗塞、冠狀動脈疾病死亡率之間的關係。

和 1950 年代相比，EPA 在總脂肪中佔的比例一口氣下降許多，而腦梗塞與冠狀動脈疾病的死亡率則呈反比地急速攀升。雖然魚的食用量從 1970 年代開始增加，但 EPA 的比例卻反而下降，原因無他，就是攝取過多的陸地油。

陸地油攝取太多，並不只是因為吃太多肉，和常常使用在油炸或是加工食品中的沙拉油、玉米油等植物的油脂也有很大的關係。即便沒有吃很多肉，也有可能因為吃下許多油炸品或加工食品而導致過度攝取。

「均衡」是油脂攝取的最大關鍵，就算為了維持健康特地多吃魚，但只要吃下超量的肉類和油炸食品，一切努力就會功虧一簣。長時間持續這樣的飲食習慣，血管在不久的將來就會開始發炎，變得脆弱不堪。

過多「陸地油」引發的血管發炎

以日本為例的「油平衡」變遷

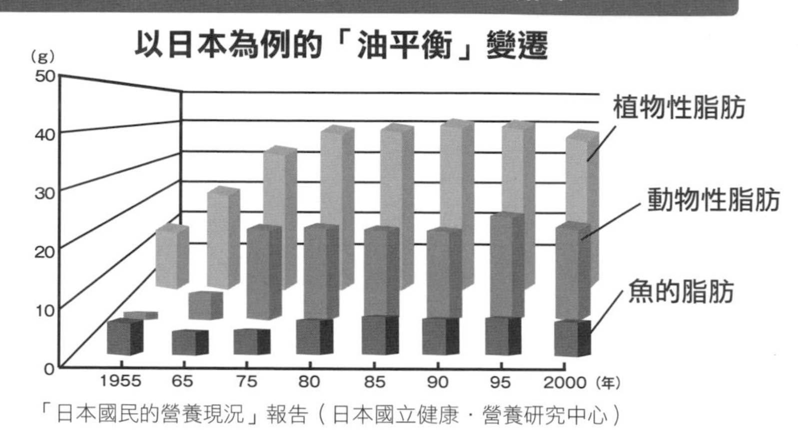

「日本國民的營養現況」報告（日本國立健康．營養研究中心）

EPA 攝取量與動脈硬化的死亡率變化

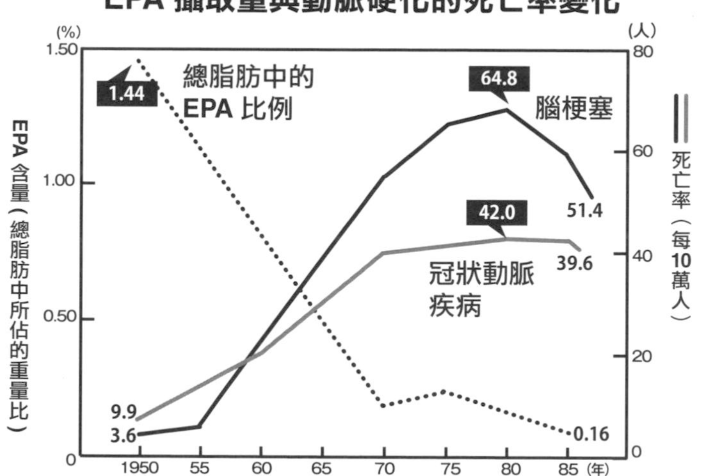

擷取自「我國營養相關 EPA 與 EPA 乙基脂的血清脂質效果」泰葭哉他／「第 3 回心血管藥物治療國際研討會演講紀錄集」（Medical Tribune）

EPA 含量比越低，腦梗塞與冠狀動脈疾病的死亡率就越高。1970 年以後，雖然魚類的食用量增加，但因攝取過多「陸地油」，死亡率仍居高不下。

「血管老，人就老」，是 19 世紀美國內科醫生 William Osler 的名言。血管扮演著運送營養與氧氣到全身細胞的重要角色。一旦血管變得老舊不堪，細胞無法順利進行新陳代謝，身體就會開始急速老化。

限制醣質雖然有益健康，但如果為了取代醣質而胡亂吃肉，攝取過多陸地油，破壞了油的平衡，反而更容易導致動脈硬化，結果得不償失。

◎每 3 人就有 1 人肥胖？因錯誤飲食崩盤的國民健康

全世界的肥胖人口正在急速增加中。根據美國國家衛生研究院的調查，1960 年時有 13% 的成人屬於「肥胖」，但到 2003 年卻增加至 34%，漲幅非常快速。雖然近年來略下降至 31.8%，但換算出來的比例仍然令人吃驚，相當於**每 3 位美國國民就有 1 人處於肥胖狀態**。

每個國家對肥胖的定義略有差異。在美國 BMI 值超過 30 算肥胖；但在日本卻不能高於 25；而台灣則是以 27 做為肥胖基準。假如美國比照日本或台灣計算，至少有將近七成的人屬於肥胖狀態。

美國政府對飲食的錯誤認知，是造成肥胖人數激增的主因。1900 年代初期，美國人平均一天攝取 2900 卡路里，其中約有 40% 來自脂質；這時候的飲食是以奶油、蛋、肉、穀物、季節水果或是蔬菜等未經加工的天然食材為主。

雖然脂質的比例很高，但幾乎沒有肥胖的人。而且當時的三大死因分別為肺炎、肺結核、腹瀉（腸胃炎），和現在完全不一樣。

進入 1950 年代後，食品製造業者開發出一種新的加工技術，製造出結構近似奶油的人造奶油和植物油，導致天然奶油的食用量降低。可是不管是人造的奶油或植物油，都是經過加工的油，裡頭含有會危害我們健康的「**反式脂肪**」。

當時罹患冠狀動脈心臟病（狹心症、心肌梗塞等等）的人開始增加，研究者們也紛紛提出「脂質過多的飲食會造成膽固醇上升，並囤積在血管裡（動脈硬化）」的假說。

明尼蘇達大學的研究者 AncelKeys 為證明這項假說，

著手調查美國、日本等七個國家的飲食，並針對總卡路里中的脂肪攝取量與冠狀動脈心臟病致死間的相關性進行研究。

結果發現，脂質攝取量低於總卡路里攝取量 10% 的日本人，冠狀動脈心臟病的死亡率約是千分之一；相對地，總卡路里攝取量有 40% 來自脂質的美國人，死亡率則是千分之七，在七個國家中排行第一，證實脂質確實和冠狀動脈心臟病有很大的關係。

1900 年代中期，美國公共衛生局在美國北部弗雷明漢市實行大規模的世代研究，發現膽固醇過高會提高罹患冠狀動脈心臟病的風險，進而危害生命。在這之後，美國政府開始大力推廣「減少脂肪的攝取，避開高膽固醇食物」，膽固醇會引發冠狀動脈心臟病的觀念漸漸深植人心。

但現在想來不解的是，明明脂質已經被貼上「有害健康」的標籤，為何植物油卻能享有「有益身體健康」的特別待遇？後來甚至開始推崇碳水化合物（醣質），用以取代大家食用脂質的習慣，成為新的能量來源。

就這樣，**「植物油＋醣質」這個最容易造成內臟脂肪囤積的組合就此產生**。日積月累下來，這樣的飲食習慣不僅導致血糖值急速上升，還會造成全身過度發炎，引發各式各樣的病症。

從第 113 頁的表格中，可以清楚看出上述的情況。

1994 年美國糖尿病學會建議民眾，每天攝取卡路里總量中的 60~70% 取自醣質，脂質與蛋白質則維持在 15~30% 之間。結果導致美國的糖尿病患者急遽增加。

1995 年以後，罹患糖尿病的人數不斷上升，到 2007 年之間更是呈倍數成長。由此可見，**過度攝取碳水化合物（醣質），毋庸置疑是導致糖尿病患增加的主因**。美國政府致力推廣的「碳水化合物」，卻反而為民眾帶來疾病纏身。

「醣質為主的飲食」造成糖尿病患急增

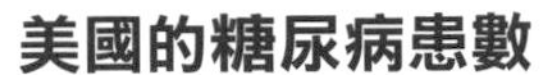

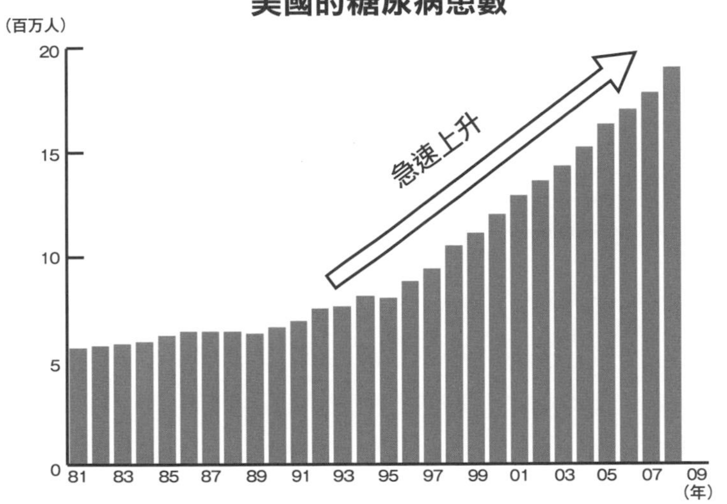

1994 年，美國開始推廣以碳水化合物為主的飲食後，糖尿病患數急遽上升

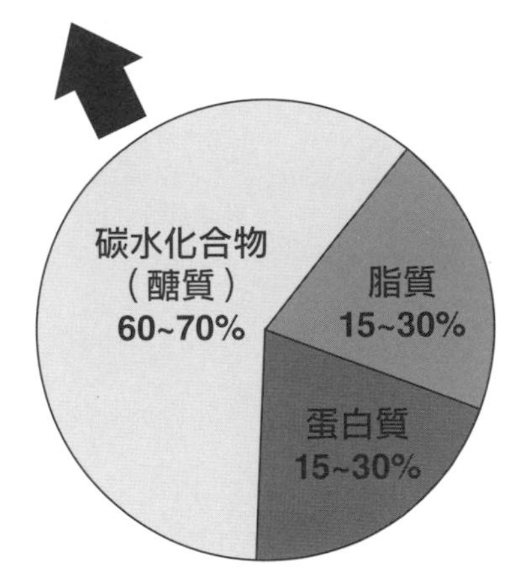

◎檢測一下，你的「發炎程度」有多高？

從美國的例子中可以清楚了解到，飲食生活與我們的健康息息相關。特別是攝取過多醣質帶來的壞處，以及油平衡失調引發的相關病症，都已透過數據一一獲得證實。

就算體型偏瘦，也千萬不能抱持「我不胖所以不用擔心」的想法。很多明明身型纖細消瘦，卻只有腹部凸出的人，其實都暗藏著內臟脂肪囤積的危險性。

現在有很多人雖然不愛吃飯，卻常常吃甜食，或是將速食當正餐，像這種**不規律的飲食生活**，亦會造成內臟脂肪增加，**就算體重不重，內臟周圍還是會有許多脂肪附著，造成發炎的現象**。

試著勾選下面提到的各個項目吧！勾選的越多，表示身體異常發炎的危險指數越高。

應該吃什麼？避開哪些食物？在下個章節中都會有更詳細的介紹。

Check ！發炎檢測表

- ☐ 每天吃麵包
- ☐ 喜歡的食物是咖哩飯、蛋包飯、飯糰
- ☐ 早餐都吃穀類食品
- ☐ 喜歡喝甜的飲料（咖啡歐蕾、果汁、碳酸飲料等等）
- ☐ 喝咖啡或紅茶時，會放很多砂糖
- ☐ 不太吃肉和魚
- ☐ 不太吃蔬菜和水果
- ☐ 盡量不吃蛋，避免膽固醇過高
- ☐ 使用沙拉油、玉米油、葵花油做菜
- ☐ 常吃泡麵、甜麵包、速食罐頭等加工食品
- ☐ 常吃外食（很少煮飯）
- ☐ 喜歡吃油炸食物
- ☐ BMI 高於 25（BMI= 體重 ÷[身高 (m)× 身高 (m)]）
- ☐ 很少運動
- ☐ 快走或是爬樓梯就會喘

☐ 無法熟睡，早上起床還是覺得疲憊
☐ 吃飽後昏昏欲睡（常打瞌睡）
☐ 容易精神渙散，無法長時間集中注意力
☐ 容易焦躁憤怒
☐ 一焦躁就想吃甜食
☐ 一直減肥都瘦不下來
☐ 抽菸
☐ 腹部凸出
☐ 血糖值過高（空腹時血糖值 100mmHg 以上）
☐ 膽固醇指數過低（150mg/dl 以下）
☐ 服用降膽固醇藥物（HMG-CoA 還原酶抑制劑）
☐ 接受胰島素治療

檢測的結果如何？其實就算只有一項，依然代表你的身體裡潛藏著過度發炎的可能性。但如果有好幾項也不用沮喪，從現在起改善飲食生活也不算太遲！

你是否在不知不覺間，傷害了自己的身體？

掌握肥胖、過敏、膽固醇等正確常識，
看穿錯誤飲食的「陷阱」！

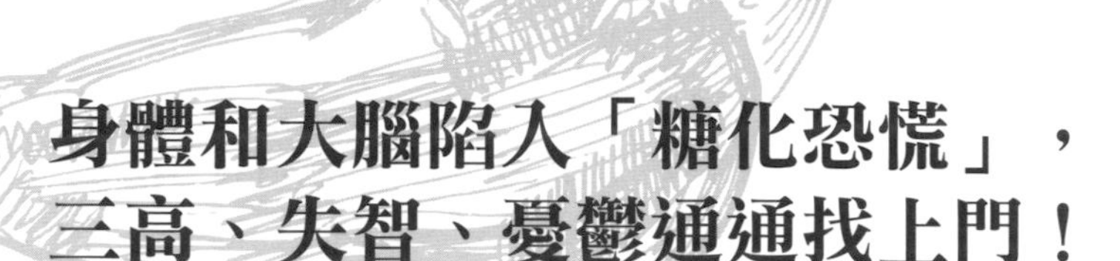

身體和大腦陷入「糖化恐慌」，三高、失智、憂鬱通通找上門！

錯誤飲食帶來的問題 ❶

在第 3 章裡已提過，過度攝取醣質會致使內臟脂肪囤積，吃太多小麥或油脂不均衡會促使體內發炎、加快老化，引發各種病症。在此章節中，將針對吃下肚的食物會對身體造成什麼影響，做更進一步的說明。

首先要探討的第一點，就是過度攝取醣質。

◎ 攝取過多的醣質會引起阿茲海默症

就如同前面章節所說，血糖長時間偏高會使血管發炎的情況加劇，導致血管壁變脆弱、容易受傷，加重動脈硬化的症狀。當動脈硬化變嚴重，就會大幅提升腦中風及心臟病的風險，對生命造成威脅。

除此之外，糖尿病的病況也會惡化，導致全身的微血管變得脆弱易損，進而引發失明、腎臟機能下降，或是神經性障礙等嚴重的併發症。

最近，阿茲海默型的失智症也被稱為**第三型糖尿病**。

根據最近的研究顯示，阿茲海默症之所以會使認知功能下降，是因為**腦細胞沒有辦法順利使用葡萄糖當能量**，而且就像糖尿病患者一樣缺少胰島素，無法發揮正常的功效。這種情況就好比是一台引擎出問題的汽車，就算加滿了汽油（葡萄糖），依然無法發動（大腦）。

許多研究報告紛紛指出糖尿病與失智症間的關聯性。

舉最近的報告來說，2015 年 4 月，美國華盛頓大學醫學部參與的團隊，就曾在美國醫學雜誌『JAMA』（The Journal of the American Medical Association）的網路版上發表研究結果。

從結論上來看，有糖尿病的人罹患失智症的風險會提高 20%，憂鬱症患者罹患失智症的風險則提高 83%，同時罹患兩種疾病的人，其機率甚至高達 117%。尤其是 65 歲前就罹患糖尿病與憂鬱症的患者，併發失智症的風險非常高，

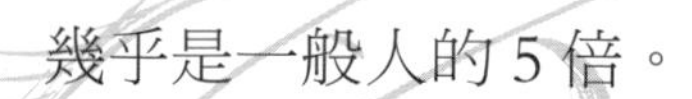

幾乎是一般人的5倍。

這個研究調查的對象包含超過240萬名的丹麥國民，自2007～2013年進行為期7年的追蹤統計，將其分為憂鬱症、糖尿病、兩者皆有、兩者皆無的四個群組，對罹患失智症的風險進行分析比較。

剛開始調查的時候，受試者皆無失智症，罹患憂鬱症的人數不到整體的20%，糖尿病患者低於10%，兩者都有的人也在5%以下。被診斷出憂鬱症的人平均年齡是59歲，糖尿病則是63歲。

七年後，調查的結果顯示，約有2.4%的人出現失智症狀，診斷出失智症的平均年齡是81歲。其中，有26%的人患有憂鬱症，11%的人患有糖尿病，兩者都有的人則占7%。

從這個研究的結果可以得知，罹患憂鬱症或糖尿病的人，得到失智症的機率相對較高。糖尿病是攝取過多醣質引起的疾病代表，而憂鬱症則跟吃太多小麥有關係。換句話說，如果過度攝取**醣質及小麥，就會導致失智症發病的風險**

增加，甚至大幅降低罹病的年齡。

◎不好的飲食習慣，會顯現在皮膚上！血糖過高？小心踩下加速老化的油門

血糖值持續偏高帶來的負面影響中，絕對不能忽視「糖化反應」產生的物質——「**AGEs（最終糖化產物）**」。

小孩的肌膚中幾乎不存在這個叫做 AGEs 的物質，但等到 30 歲左右，就會開始逐漸累積。AGEs 是產生皺紋及皮膚鬆弛、膚色變化等，**造成肌膚老化的物質**。當你感覺到自己的肌膚狀況跟年輕時不太一樣，那就是 AGEs 已經開始在體內囤積的徵兆。

所謂糖化反應，就是指糖分與蛋白質或脂肪、胺基酸結合的狀態，又稱為梅納反應。根據目前了解，**血糖值越高，糖化反應的速度也越快，越容易累積 AGEs**。

AGEs 會隨著年齡的增長而累積，血糖值越高的人產生、囤積的 AGEs 也越多。而 AGEs 越來越多，不僅加速內外老化，還容易引發疾病。

當蛋白質與醣質結合後，就會導致促進發炎的游離基（活性氧等）增多，對其它蛋白質（包括DNA）發動攻擊。蛋白質的糖化，原本是新陳代謝的正常反應，但過度的反應，卻反而造成細胞老化、認知功能或腎臟功能下降，甚至引發糖尿病、動脈硬化等各種疾病。

世界各國投注許多心力在研究怎樣才能不增加AGEs，但其實只要回歸到源頭－**醣質**，就能輕易完成這項看似艱鉅的任務。

不用依靠藥物，只需要控制飲食，不要讓血液中出現太多會使蛋白質糖化的醣質（避免血糖值上升），就是最簡單又最確實的方法。從每天的食物中排除米飯、麵包、麵食、糖分等高含醣食品，就能大幅減少體內的AGEs。

醣質是損害大腦和身體的萬惡之源，想要預防老化、疾病，保持健康長壽？如何避免血糖上升，絕對是關鍵所在。

加速老化、搗亂食欲，潛藏在麵包中的「癮食危機」

錯誤飲食帶來的問題❷

米飯、麵包、麵類、甜點及飲料等等……含醣量高，容易造成血糖值上升的食物真的非常多。但若要說其中危險性最高的，絕對非麵包莫屬。

◎你知道嗎？「忍不住想吃麵包」也是一種病

咬下一口鬆軟香甜的麵包或甜甜圈，是不是會有一股幸福感浮現出來？

其實，不管是對麵包或甜甜圈、瑪芬欲罷不能，還是在吃的時候體會到幸福感，都是小麥裡含有的成分「小麥多肽」在作祟。

「吃的時候覺得幸福不是好事嗎？」

「不敢想像沒有麵包或蛋糕的人生！」

如果你對以上的心情感同身受，就表示你的大腦已經遭到小麥多肽侵蝕！

「小麥多肽」是麩質（請參照第 97 頁）在胃裡被消化分解後製造出來，輸送到血液裡的一種物質。小麥多肽被傳送到大腦後，就會與大腦裡的類鴉片受體（與海洛因或嗎啡、鴉片等結合，讓人處於恍惚狀態的部位）結合，產生幸福的感覺。

雖然會讓人處於舒服的放鬆狀態，卻隱藏著上癮的危險性，導致「不吃麵包或甜甜圈就難以忍受」，食欲變得越來越旺盛，一發不可收拾。

這跟海洛因或嗎啡、鴉片等毒癮症狀，其實是屬於相同的現象。

小麥多肽潛藏著很強的成癮性。一旦對小麥多肽上癮，即使明知道吃太多麵包或甜甜圈會變胖或生病，還是無法克制自己，想吃的衝動如排山倒海而來。

大概沒有人覺得小麥是這麼危險的食物吧？但這卻是通過各種研究證實的確切真相。

大腦遭到小麥多肽侵蝕後，只要一不吃含小麥的食物就會感到焦躁，或忍不住想要吃小麥做的食物，出現成癮的戒斷症狀。而且就算吃下更多小麥，想吃的欲望也不會就此緩解，反而會越來越強烈，最後無法自拔地大吃特吃。

醫療上會使用治療海洛因或嗎啡、鴉片等藥物中毒的藥劑，來抑制沒有辦法停止吃麵包及甜甜圈的異常食欲。光看其使用的藥物就可以知道，小麥其實是一種非常危險的「**成癮食材**」。

如果在看著這本書的同時，你還是在想著等一下要吃麵包或甜甜圈的話，很有可能早就已經「中毒頗深」！現在，試著完全戒除麵包或甜甜圈等使用小麥為原料的食品，斷絕可怕的「小麥癮」吧！

◎「無麩質食品」真的就能安心吃嗎？

在前面的章節中曾經提及，美國患有「麩質過敏症」的人正在急遽增加。麩質過敏，簡單來說就是免疫系統處於過度反應的狀態，和花粉過敏的狀況有些類似。

麩質過敏的人越來越多，除了因為過敏檢測的技術進步以外，也和小麥經過品種改良後，麩質含量提高有關。即使吃下肚的小麥量和以往相同，但因為麩質增加的關係，依然有攝取過多麩質而過敏的可能。

雖然我們不像美國吃那麼多小麥，但還是有不少小學供應的營養午餐是以麵包類為主食，容易養成從小就吃麵包的習慣，絕對不能掉以輕心。

有些人認為只要不攝取麩質，避免麩質過敏就可以高枕無憂，但事實上卻並非如此。

除了以含醣量高的米飯為主食的習慣外，也有很多人喜歡吃加入大量砂糖的甜點或飲料。不單麵包是危險的食物，米飯及麵食、燕麥片、含糖的加工食品等，也都屬於危險的食品，有導致成癮的可能（請參照第 143 頁）。

近年來，「無麩質食品」開始受到重視，但這些食品雖然不含麩質，卻有可能使用玉米澱粉或大米澱粉、馬鈴薯澱粉、樹薯澱粉等等來替代。這些成分其實就跟小麥一樣，有的甚至比小麥更容易導致血糖值上升。

即使不含麩質，只要有會使血糖急劇上升的原料在內，就會陷入「多醣飲食」的危機，導致內臟脂肪囤積。

想要緩和體內因內臟脂肪過多形成的發炎症狀，不僅要避開含麩質的食物，也要減少會造成血糖值急遽上升的可能。不管是米飯、麵包，還是甜點、飲料，最好少碰為宜。

◎麩質過敏有別於「傳統」過敏的症狀

就如同前面提到的，麩質過敏有各式各樣的症狀（請參照第 101 頁），而且很難透過一般的過敏測試檢驗出來，如果懷疑自己可能得到麩質過敏的人，不妨到醫院接受詳細的檢查。

食物引發的過敏，有吃下後沒多久就馬上出現症狀的**「即發型過敏反應」**，以及在餐後幾個小時，甚至幾個星期後才出現的**「遲發型（潛在）過敏反應」**兩種。

一般的過敏測試，通常都是針對「即發型過敏原」的

IgE 抗體做檢查，也就是蛋、蕎麥、牛奶、黃豆、蝦、螃蟹等，比較常見的過敏源。

但麩質過敏與 IgE 抗體並無關聯，而是跟 IgG 抗體有關的「遲發型過敏」，所以不管對 IgE 抗體做再多檢查，也無法判斷到底是不是麩質過敏。再加上從吃下麩質到症狀出現的間隔時間很長，所以大多數人就算出現過敏的情形，也很難連想到是麩質過敏，必須經過檢查才能確定。一旦確診為麩質過敏的患者，只要從飲食中排除麵粉、米飯、麵食、甜點及飲料等含醣食物，避免接觸過敏源，很多身體的不適症狀自然不藥而癒。

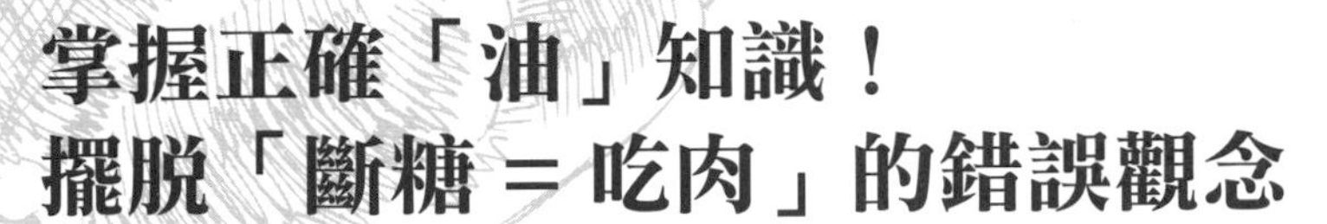

掌握正確「油」知識！擺脫「斷糖＝吃肉」的錯誤觀念

錯誤飲食帶來的問題❸

避免血糖上升的「斷糖飲食」，近來已形成一股風潮。但實際執行的方法眾說紛紜，其中甚至不乏完全用油脂取代醣質的說法。

通常在實行斷糖飲食時，都會建議多攝取肉、海鮮、蛋奶或大豆製品，取代米飯或麵包、麵食等醣質食物。再加上有些媒體報導指出，吃肉是維持健康的方式，**導致有些人斷章取義，誤將「斷糖」和「只吃肉」畫上等號。**

的確，肉類含有的蛋白質可以在體內消化、分解成胺基酸，成為細胞的原料。假如蛋白質不夠，細胞就無法進行順暢的新陳代謝，久而久之血管變得脆弱，還會同時陷入營養失調的狀態。

但是，含有豐富蛋白質的食物，往往油脂也很多。就像第 3 章中提到的，脂質分為「海洋油」和「陸地油」，根據攝取的油脂量多寡，會影響到體內的發炎狀態。換句話說，**掌握「海洋油」和「陸地油」的平衡，才是最基本的要件。**

◎膽固醇其實並不壞！

既然提到油脂，就不能不想到膽固醇。很多人一聽到「膽固醇」就覺得對身體很不好。甚至有好長一段時間，膽固醇都被貼上「引發動脈硬化」的標籤。一直到最近，這個冤屈才終於得以洗清。

美國以「**沒有證據指出飲食中攝取的膽固醇和血清膽固醇有關**」，而在 2015 年新版的《美國飲食指南》中，取消已制定 50 年之久的膽固醇攝取上限。老是在意自己吃下多少膽固醇的人，總算可以放下心中的重擔。

為什麼會出現這麼大的改變？

說起來，膽固醇其實是腦部神經細胞活動時不可或缺的營養素，覆蓋腦部神經細胞的細胞膜，大部分都是由膽固醇所形成。但儘管腦部神經細胞需要大量的膽固醇，卻沒有辦法自行製造。

從食物中攝取，或是由肝臟合成製造出來的膽固醇，會隨著血液流動搬運到腦部神經細胞中。而 LDL（低密度脂蛋白）則是負責輸送膽固醇至腦部及全身細胞的攜載蛋白，由膽固醇及蛋白質結合而成。

雖然 LDL 以往都被認為是動脈硬化的元凶，但它其實擔負著非常重要的使命，並沒有對身體造成壞處。甚至在後來的研究中還發現，**膽固醇太低反而會使頭腦無法充分活動，大大增加了罹患失智症的風險**。

如果跟膽固醇無關，那是什麼讓動脈硬化越加嚴重？為什麼腦中風及心肌梗塞的患者會越來越多？

其實從近年來的研究數據中即可得知，腦中風及心肌梗塞致死率之所以會增高，其實是因為「海洋油（EPA，DHA）」的攝取量減少，而「陸地油（肉類脂肪、玉米油、沙拉油等等）」又過多，導致「油脂不平衡」所致。

◎「海洋油（EPA，DHA）」是抑制血管發炎的功臣

「脂肪酸」是構成油脂的物質，根據「脂肪酸」的種類，可分為幾種不同的油脂。

常溫下會凝固的油脂稱為「飽和脂肪酸」，一直以來都被當作是引發動脈硬化的罪魁禍首。直到近期，飽和脂肪酸中的「**中鏈脂肪酸**」開始受到矚目，被視為是預防失智症的救星。有關於椰油及椰奶裡含有的中鏈脂肪酸，將在第5章裡做詳細說明。

相反地，**在常溫下不會凝固的油脂，就是「不飽和脂肪酸」**。不飽和脂肪酸長年來都帶給人健康的形象，但隨著近年相繼而出的研究，不可撼動的健康形象漸漸分崩離析。

不飽和脂肪酸大致可分為「Omega-3 脂肪酸」、「Omega-6 脂肪酸」、「Omega-9 脂肪酸」三種。因為除了部分植物外，大多來自海魚中，所以概括稱為「海洋油」。

其中，多數青背魚中含有的 EPA 及 DHA 都屬於「Omega-3 脂肪酸」。EPA 有**預防血栓、抑制血管發炎、預防動脈硬化**的作用；而被輸送到大腦的 DHA，則是**構成**

神經細胞的重要元素。

大家都知道，攝取 EPA 及 DHA 有助於降低腦中風及心肌梗塞的風險。因為**EPA 及 DHA 有很強的抗發炎效果，可以保護並強化大腦及全身的血管**。EPA 有抑制血管發炎的效果，DHA 則能抑制腦部神經細胞發炎，充分攝取這些物質，對預防動脈硬化及腦部發炎有顯著的幫助。

◎維持「油平衡」，動脈硬化不上門

豬肉、雞肉、沙拉油、玉米油、麻油、葵花油、大豆油……這些「陸地油」在體內消化、分解之後，會變成對身體有害的花生油酸（因為含有許多屬於 Omega-6 脂肪酸的亞麻油酸及 γ - 亞麻油酸等），吃太多血管容易發炎、形成血栓，進而造成動脈硬化。

很多人都以為沙拉油及玉米油等植物性油脂比較健康，而豬肉等肉類中的油脂則給人有害健康的不好形象。其實，這完全是誤會一場。

有些植物性油脂吃太多，一樣有導致動脈硬化的可能。

相對地，有些肉類油脂中的亞麻油酸或 γ 亞麻油酸含量也不高，對健康反而有益。

相較於牛肉，花生油酸在豬肉及雞肉油脂裡的含量較高。許多喜歡吃沙朗牛排的老年人，因為攝取了牛肉裡的優良油脂，身體都很健朗。

從這個觀點來看，含有很多植物性油脂的炸蔬菜，引發動脈硬化的風險反而比牛排高得多。

不管是攝取海洋油（Omega-3 脂肪酸／ EPA、DHA）或陸地油（Omega-6 脂肪酸／花生油酸／ AA），**「均衡」都是最重要的第一要件**。

不管攝取再多可抑制發炎的「海洋油」，只要吃下更多的「陸地油」，血液中的營養比例就會不均衡，大幅提升動脈硬化的風險。

日本曾進行大規模的追蹤觀察，調查服用史他汀類降膽固醇藥物的人，以及同時服用史他汀類跟 EPA 的人，並觀察其和猝死及心肌梗塞間的關聯。

觀察結果，同時服用史他汀類跟 EPA 的人，不管猝死或心肌梗塞的罹患率都明顯低許多。而且令人驚訝的是，心臟猝死、心肌梗塞、不穩定型心絞痛等等，各種冠狀動脈疾病的發病率竟大幅降低了 53%，舊疾復發的機率也降低 41%，效果非常好。

根據調查結果，從海洋油中攝取到的 EPA ／ AA 比率一旦超過 0.75，就能有效預防腦血管性心臟疾病；如果保持在 1.0 以上，還能預防動脈硬化。

但儘管如此，近年來 EPA ／ AA 的比率卻明顯下降。1950 年代時，EPA ／ AA 的平均比率約是 1.5%，但到了 1960 年代卻已低於 0.5，1985 年甚至只剩下 0.16。

除了魚類的攝取量減少之外，習慣使用沙拉油及玉米油等植物性油脂也是主因之一。再來就是日常飲食中喜歡吃油炸食物或泡麵、調理包等加工食品的人，也很容易攝取到過多的「陸地油」。

如果想要使 EPA ／ AA 比率接近 1.0，光是減少食用

Omega-6 脂肪酸（陸地油）不夠，還要多增加 EPA、DHA（海洋油）的攝取量才行。

◎多攝取橄欖油、亞麻仁油等，陸地上的健康好油！

只要少吃油炸食物、速食及調理包，降低 Omega-6 脂肪酸的攝取量，並多吃對身體有益的好油，就能達到健康的油平衡。而想要攝取好油，「吃魚」並非唯一途徑。

試試看把烹飪的油換成橄欖油吧！

橄欖油可說是健康的油脂代表，它不屬於 Omega-3 脂肪酸或 Omega-6 脂肪酸，卻含有豐富的「單元不飽和脂肪酸」。而且**即使加熱也不會氧化**，不會引發動脈硬化，很適合使用於烹飪用途。

烹飪用的油，雖然每次使用的量不多，但日積月累下來的影響卻不容忽視。假如每餐攝取 1 大匙，一天就會吃下 3 大匙，如果將這些油脂都改成橄欖油，就能有效控制 Omega-6 脂肪酸的攝取量。

另一方面，想要靠多吃魚增加 EPA、DHA 的攝取量，對有些人來說也並非易事。畢竟有不喜歡吃魚、家裡很少煮飯等等因素，實際執行起來還是會遇到很多障礙。

當碰到這種情況時，就建議多從魚類以外的食物攝取 Omega-3 脂肪酸。

Omega-3 脂肪酸中有一種 α 亞麻油酸，它會在體內消化、分解後，轉變成 EPA 及 DHA。只要多攝取含有這種脂肪酸的食物，也能有效促進健康。

含有豐富 α 亞麻油酸的油脂，包含荏胡麻油、亞麻仁油、印加果油等等，把這些油脂直接放入現榨的蔬果汁中飲用，或是淋在沙拉上都是很好的方法。**但因為這種油脂容易氧化，攝取時盡量不要加熱，不適合拿來做菜**。

最近開始流行一種叫做**奇亞籽**的南美原產種子，裡面也含有豐富的 α 亞麻油酸。

奇亞籽在幾個世紀以前，貴為馬雅民族和阿茲特克民族的主食，含有大量的水溶性膳食纖維。營養價值非常高，甚至曾經有人斷言「**只要有奇亞籽跟水就能夠維持生命**」。奇亞籽本身雖然沒有味道，但泡在水裡後就會呈現山粉圓般的果凍狀，口感十分獨特，不管是加進現榨蔬果汁裡或是優格中都很好吃。

亞麻仁除了做成亞麻仁油外，現在市面上也可以買到亞麻仁籽或粉，可用來取代口感相近的芝麻或黃豆粉。只要充分運用這些含有健康油脂的食材，也能有效率地攝取 Omega-3 脂肪酸。

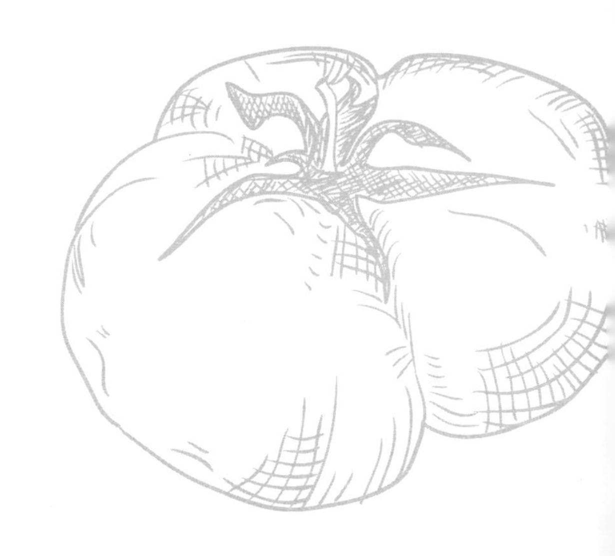

日漸增多的加工食品，是潛藏在生活周遭的恐怖「食害」

錯誤飲食帶來的問題❹

大家在逛大賣場或超市的時候有沒有發現，販賣蔬果、肉、海鮮的生鮮賣場規模越來越小；而相對地，飲料、調理包、袋裝麵包、醬料、冷凍食品……經過加工的食物區則漸漸擴大，幾乎無所不在。更別提講究方便快速的便利商店，設有生鮮蔬果區的店鋪並不多，即使有也只佔一小部分，主要還是加工食品的天下。

這些店看似有豐富的食物供客人挑選，但**如果從大腦和身體健康的觀點來看，就會發現幾乎沒有東西可以吃**，只是虛有其表。就算是天然的食材，只要經過人為加工的程序，就有可能會對人體造成原本沒有的危害。

這些加工食品裡，含有許多玉米或白米、馬鈴薯、地瓜等澱粉成分，會促使血糖值急劇上升。此外，這些澱粉還會合成出高醣質的「高果糖玉米糖漿（HFCS）」，比一般砂糖更容易加速血糖上升。**常吃加工食品的人，引發餐後高血糖或胰島素抗性的危險會提高很多。**

同理，加工食品裡常常大量使用便宜又容易加工的 Omega-6 脂肪酸。一旦吃太多，就會攝取過多容易導致發炎的「陸地油」。

不只這樣，食品在加入氫氣加工的過程中還會產生「反式脂肪酸」。這種脂肪酸會大幅提升罹患心臟疾病的風險，雖然在天然植物性油脂中幾乎不存在，卻大量出現在人造奶油、酥油中，常被使用於製作麵包、蛋糕、餅乾等等。換句話說，吃越多加工食品，也就攝取越多的反式脂肪酸。

美國食品藥物管理局（FDA）已發布聲明指出，**這種人工反式脂肪容易導致心臟疾病，屬於「危險食品」**，預計在 2018 年全面禁止使用。世界衛生組織（WHO）也建議每天的攝取量不能超過總熱量的 1%。

除了反式脂肪酸外，其他食品添加物也一樣要小心。雖然只要是經過政府核准的食品添加物，基本上都沒有太高的危險性，也設有用量標準。但話又說回來，儘管針對各種添加物個別做出評估，卻依然沒有人知道，如果同時攝取好幾種不同的添加物會帶來什麼影響。

加工食品中通常不會只使用一種添加物。仔細看看麵包或調理包的成分標示就可以知道，裡面含有各式各樣的非天然成分。當我們吃下加工食品後，不僅是血糖會提高、容易攝取過多不好的油脂，同時，還會將自己暴露在添加物的危險之中。

想要避開這些危險，最好的方法就是**多吃未經加工的天然食品**。以穀類來說就是糙米；肉、魚、蔬菜則盡量以燒、烤、蒸、煮等簡單的方法料理，並挑選新鮮的水果食用。試著回想以前阿公、阿嬤常吃的三餐，主要都是以這些樸實的食物為主。現在如果要去便利商店買阿嬤以前常吃的東西，應該很難找到了吧。現代人的食物選擇雖然越來越多，但要取得健康食品卻反而變得不容易。

不要輕易掉入「方便又好存放」的食害陷阱

加工食品有可能出現以下的問題。

☐經過精製的食品變多
（「成癮食材」的增加，請參照第 123 頁）

☐含有許多食品添加物

☐無意間吃下過多醣質

☐攝取太多不好的油脂（反式脂肪酸）

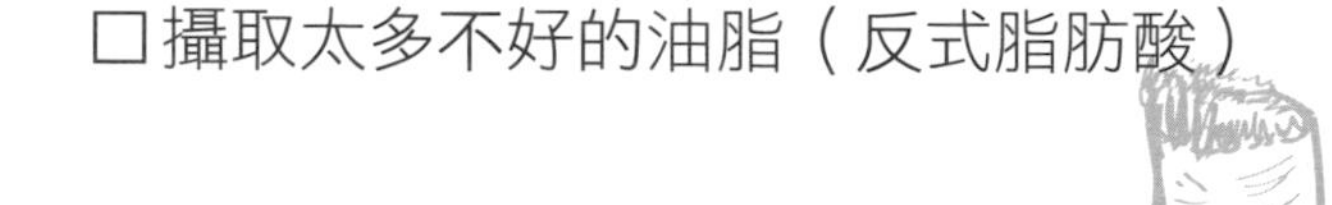

忍不住一吃再吃？導致食欲失常的「成癮食材」

錯誤飲食帶來的問題❺

小麥就像毒品一樣會使人上癮。

我們日常吃的食物裡面，隱藏著很多雖然看起來沒有毒，但只要持續吃下去就容易戒不掉的食物，我稱它們為「成癮食材」。

小麥的成癮性很強，甚至不輸給海洛因或鴉片。除了小麥以外，白飯、砂糖、鹽、油膩的菜餚等等，只要是吃下去後不由自主感到「心情很好」的食物，都可能是「成癮食材」設下的圈套。

◎明明不餓，嘴巴卻停不下來！

或許大家會很訝異，不管是白飯、拉麵、咖哩飯還是甜點，這些大家耳熟能詳的經典菜色，幾乎都使用到容易上癮的「成癮食材」。假如一天不吃這些食物就覺得難受，那就表示你已經出現了成癮的症狀。

一口咬下「美味的食物」，立即浮現無比的幸福感，心中累積的壓力及煩悶都被拋諸腦後。

很多人遇到不順心的事情時，喜歡藉由吃巧克力或蛋糕等甜點紓壓。但這樣一來，卻反而在不知不覺間掉入醣質設下的陷阱。久而久之，只要不吃巧克力或蛋糕就會變得焦躁難耐，產生戒不掉的依賴性。

其實很多食物都是這樣，一旦吃下過多的量，就會危害到我們的健康。巧克力或蛋糕等甜食中含有過量的砂糖；咖哩飯或拉麵等麵類中的醣質、油脂及鹽分也大幅超標。

攝取太多醣值及油脂會導致內臟脂肪囤積，鹽分過量則有罹患高血壓的疑慮。一旦染上這些成癮食材，身體變成各種疾病的「聚集地」也是早晚的事。

「成癮食材」的可怕之處，便在於其帶來的強烈快感，凡是體驗過一次，就會無可自拔地想要一試再試，明知不可為而為之，最後養成戒也戒不掉的惡癮。

砂糖、白飯及鹽巴，雖然沒有像毒品那麼強的刺激性，但畢竟是每天都會吃下肚的食物，往往在日積月累之下，不知不覺間就會成癮而不可自拔。

在健康的情況下，只要吃進足夠的食物，出現「飽足感」後就不會想要繼續吃下去。我們會感覺到「飢餓」，是因為血液中的葡萄糖耗盡，血糖值開始下降。所以照理說，**只要血糖值不突然飆升或下降，保持穩定的狀態，就能維持正常的食欲。**

然而，一旦長期食用成癮食材，比血糖值下降時更強烈的食欲就會不斷席捲而來。大腦持續發出「想吃」訊息，結果在不知不覺間吃下過量的食物。

從老鼠實驗的結果中發現，提供高熱量飼料及垃圾食物時，老鼠會比平常吃下更多的量。同理，如果常吃容易上癮的「成癮食材」，我們的食量也會在不知不覺間變大，而隨著吃下的食物越多，內臟脂肪囤積的狀況也會越嚴重。

如果這樣的情況不斷持續，就會引發三高、動脈硬化、癌症、失智症等各種疾病。不但如此，還會加速老化。

令人垂涎的巧克力、蛋糕、白飯、咖哩飯或拉麵，都是使身體老化的可怕敵人。如果明知道吃下這些食物會帶來多大的害處，還是堅決「不吃甜的不行！」「一定要吃飯！」，那麼，你也許要注意自己是否已經罹患嚴重的「醣中毒」！

◎充斥在日常飲食中，看不見的危機！

曾幾何時，我們餐桌上的料理變得不再單純。即使是一塊簡單的牛肉，也有可能來自一頭從出生就開始被施打抗生素或成長激素，幾乎可說是病牛的身上。

自然界的動物通常寧可耗費體力獵捕活生生的獵物，也不吃病死在路邊的動物屍體。我們生活在古老狩獵時代的祖先，也是如此。不管是野生的動物或人類，都希望能吃下健康、自然的食物，避開對身體有害的東西。

但反觀現代社會，卻到處充斥各種不自然的食物。無論是加入添加物延長保存期限，或是追求口感進行品種改良，還是施打藥物促進家畜成長，在在都是為了滿足口腹之欲而破壞食材的天然法則。最可怕的是，大多數人竟都毫無疑問地將這些食物大口大口送進嘴巴裡。

也因為這樣，現今肥胖及疾病的問題越演越烈。我在門診中曾經遇過一些病患，體重過重到超出自己膝蓋所能承擔的負荷，甚至必須更換成人工關節。這完全是不正常的病態現象。

假如每天只吃自然的健康食材，體重不可能增加到這種地步。換句話說，之所以有這麼多嚴重肥胖的病患，正是因為現今的飲食習慣已不復從前，大家都吃進太多不自然的有害食物。

吃下什麼食物，就會成為什麼樣的體型。如果你對自己現在的身形不甚滿意，不妨試著重新檢視一下每天吃的食物吧！也許會發現，其實肥胖的原因就在你身邊也說不定。

◎吃該吃的食物，找回該有的健康！

看到這裡有些人也許會想：「現代飲食環境就是如此，我們也無可奈可」。但事在人為，近來開始有一些推行斷糖健康飲食的餐廳相繼出現。

在紐約聯合廣場附近，有一家名為「Hu Kitchen」的餐廳，門口招牌上直接了當地標示著「Get back to the human（做回人類）」。乍看之下有些疑惑，難道這家餐廳認為來客都「不是人」嗎？只要繼續往下看就會找到答案。在標語的第二句寫到：**「『吃的像個人』的時代來臨了！在時代與產業徹底摧毀飲食之前**」。

時代的推演與各產業的興起，在人類的傳統飲食中掀起了軒然大波，不僅幾乎全盤顛覆了食物的形式，連吃東西的習慣也跟著改變。

一踏入這家餐廳，會先看到蔬果汁的吧檯，琳瑯滿目的蔬果汁一字排開，裡頭不乏我常常大力推薦的健康種類。除此之外，還有各種五花八門的肉、魚、蔬菜以及菌菇料理，選項多到令人目不暇給，而且還可以自行挑選想吃的食材。

如前所述，在現今的飲食環境下挑選健康的食物並不是一件容易的事，我們的生活充斥著各種非天然的危險食物。想要避免受到非天然食物的毒害，第一步就是要了解什麼是對身體好的食物。**只要掌握正確的吃法，以及挑選食物的方法**，自然就能回歸人類原本的正常飲食方式，找回與生俱來的健康「生酮體質」。

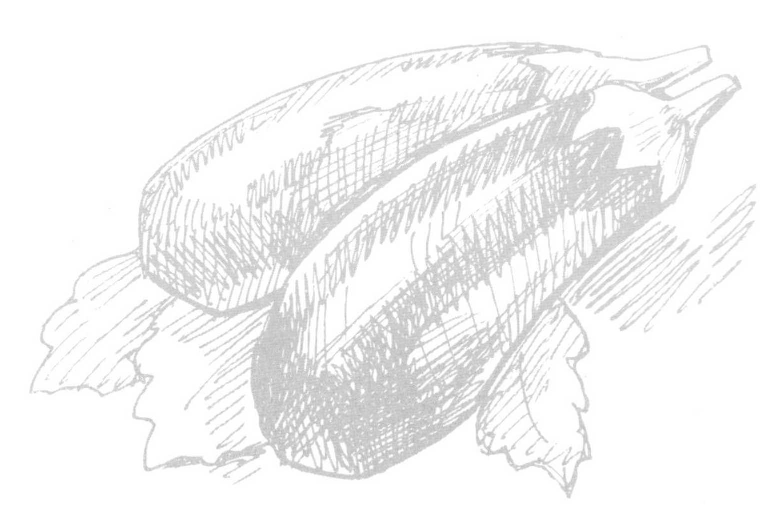

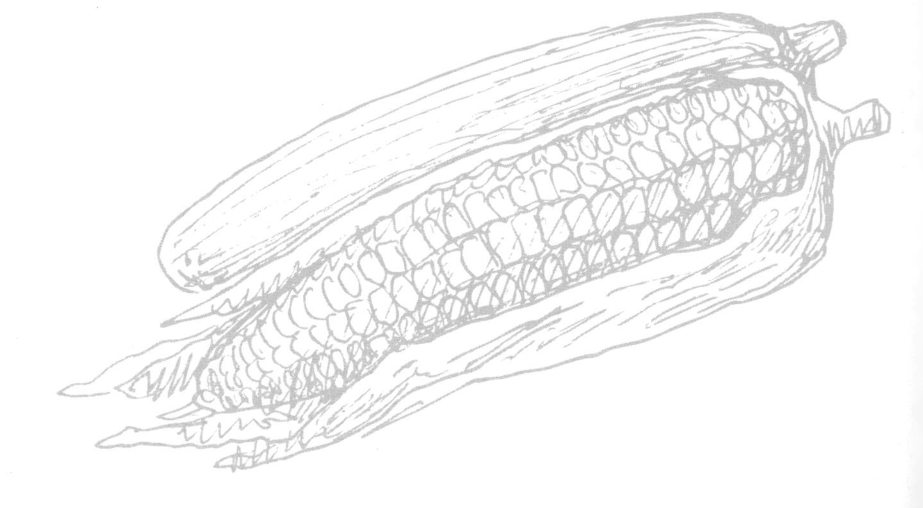

這樣吃，不生病！日常生活的飲食建議

改變體質的「斷糖生酮飲食法」，
從體內製造源源不絕的「酮體能量」

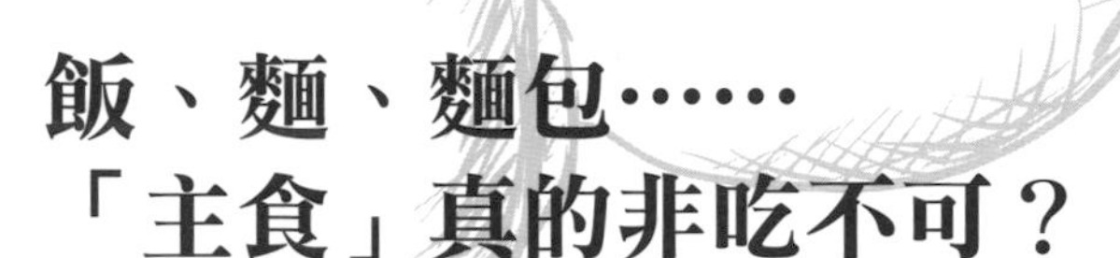

飯、麵、麵包……「主食」真的非吃不可？

雖然酮體能量可以帶來非常顯著的健康功效，但很遺憾的是，大多數人並沒有充分運用這個能量。

在第 2 章中有提到，日本知名電視節目「發現世界不可思議」曾專訪過我們研究室以同卵雙胞胎兄弟為對象進行的研究，結果發現維持往常飲食的弟弟，體內幾乎完全沒有任何酮體產生。

吃什麼才能打造出「生酮體質」？

簡單來說，一開始只要先從兩件事做起，**一是「減少醣質」，二是「攝取椰油或椰奶」**。只要履行這兩件事，就可以打造出「生酮體質」。

「限制醣質」對以米飯為主食的人而言非常困難，不論怎麼說明酮體的好處，常常有人只要一聽到不能吃飯就直接舉雙手投降。但是其實不用這麼辛苦，只要善用椰油和椰奶當作輔助，就能夠加快製造酮體的速度，達到更好的效率。

人類的大腦及身體，具有能夠同時使用葡萄糖和酮體當能量的機能。只是因為葡萄糖擁有優先權，所以當血液及肝臟中含有過多葡萄糖時，就無法產生酮體。

想要製造酮體，必須先限制醣質，以降低血液中的葡萄糖量。因此，**從飲食方面下手是最快的方式**。有些人可能會擔心，減少攝取碳水化合物後，會不會導致身體及大腦的活力不足，無法維持正常的活動。其實不用擔心，**只要充分攝取醣質以外的營養，像是蛋白質、油脂、維他命和礦物質，就能夠開啟製造酮體的新陳代謝系統。**

雖說生酮飲食法的難度貌似不高，只要將含醣量高的食物從日常飲食中排除，自然而然就能生成酮體能量。但是在現代的飲食環境中，「限制醣質」卻沒有想像中容易執行。

忙碌的現代社會裡，很多人都是三餐老是在外的外食族。回想市面上常見的各種餐點，不外乎就是飯、麵、麵包……幾乎只有含醣量高的選擇。而且為了搭配主食，配菜的口味幾乎都會偏重，容易對健康有不好的影響。

至今養成的習慣，讓我們很難擺脫「一定要有主食」的觀念，也正是因為過度拘泥於這個想法，才會導致我們的身體漸漸被葡萄糖佔領，加速身體和大腦的老化速度。從現在開始，果斷地跟多醣飲食說再見吧！一起打造預防疾病、有益健康的酮體能量。

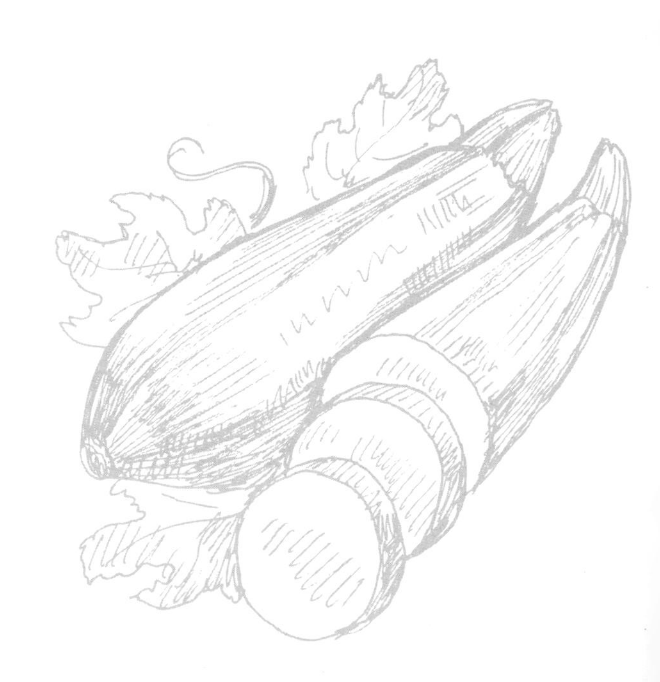

正確選、健康吃，打造不生病的「生酮體質」

想要打造出能夠製造酮體能量的「生酮體質」，究竟應該要吃哪些食物？暫且將各種常見食材分為以下四類，並依一舉出細項說明：

1. 盡量避免的食物 → 盡可能少吃

・白飯、麵包、麵類等「主食」（可改吃適量的糙米、全麥義大利麵等）

・甜點零食（蛋糕、巧克力、甜甜圈、冰淇淋等甜食）

・飲料（可樂、汽水、果汁等含糖飲料）

・甜酒（調酒、雞尾酒等）

・使用砂糖調味的食物

＊ 砂糖屬於碳水化合物，在斷糖生酮食法中列為禁止食材。

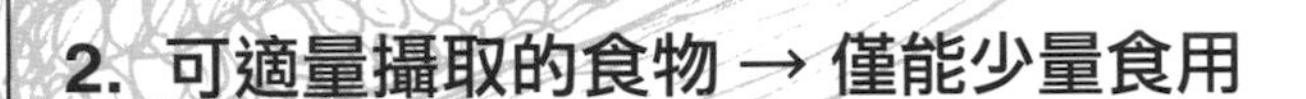

2. 可適量攝取的食物 → 僅能少量食用

・薯類（馬鈴薯、地瓜、芋頭、山藥等等）
＊ 用來做蒟蒻的蒟蒻芋不含醣質，不在此限。

・根類蔬菜（蓮藕、胡蘿蔔、牛蒡等等）
＊ 白蘿蔔含醣量不高，不在此限。

・南瓜、玉米、蠶豆、紅豆等等

・乳製品（優酪乳、優格、奶酪）
＊ 有乳糖不耐症的人盡可能不要喝牛奶，
但可少量攝取經過發酵的優格或起司。

・Omega-6 脂肪酸（請參照第 133 頁）含量高的油脂（沙拉油、玉米油、麻油、大豆油等等）
＊ 容易引起身體內部發炎，出現花粉過敏症、
過敏性皮膚炎、動脈硬化等問題。

3. 每天吃的食物

・肉類（牛雞豬皆可）

・蛋類（一天一顆）

・海鮮（建議多攝取 EPA、DHA 含量豐富的食物）

・豆腐、納豆、油豆腐等豆類食品

・蔬菜、菌菇、海藻

・糖分少的水果（蘋果、草莓、葡萄柚、奇異果等等）

・堅果類（核桃、杏仁、腰果、榛果等等）

・Omega-3 脂肪酸含量高的食物（亞麻仁油、荏胡麻油、印加果油、亞麻籽、奇亞籽等等）

・椰油（中鏈脂肪酸，請參照第 173 頁）

4. 建議使用的調味料

・Omega-9 脂肪酸含量高的油脂（橄欖油、菜籽油等等）
・天然調味料（醬油、鹽巴、味噌、辣椒、胡椒等等）
＊ 盡量不使用番茄醬、沙拉醬等市面上販售的含糖醬料。

一般來說，只要盡可能減少吃含醣量高的食物（請參照第 182 頁的「高醣質食物、食材一覽表」），身體約 2 ～ 3 天就會開始製造酮體。不過，根據目前為止的觀察結果，**每個人還是有時間上的差異**，有些人很快就順利製造出酮體，有些人則需要多花一點時間。

如果實行生酮飲食法一個星期左右，不僅沒有感覺到身體較輕盈，或是大腦思緒變清晰、專注力提升、吃飽不會想睡等正面的改變，甚至變得容易疲勞、暴躁、注意力下降等，就代表身體還無法順利產生酮體，建議重新檢視一下飲食內容有沒有疏失。

生酮飲食法非常適合身體內部累積了過多脂肪的人，甚至可當作一種健康且理想的減肥方法。不過同時也會攝取較多的脂質及蛋白質，**不適合罹患腎臟及肝臟、胰臟慢性疾病的人，容易造成身體的負擔。有糖尿病的人，也要先向主治醫生確認過身體狀況後再開始執行。**

【建議採取生酮飲食法的人】

- ☐ 體脂肪太高、肥胖的人（男性25%以上，女性30%以上）
- ☐ 肚子凸出、有代謝症候群（三高）的人
- ☐ 吃飽就開始打瞌睡的人
- ☐ 血糖值太高的人
- ☐ 有糖尿病，接受藥物治療的人（必須在醫生指導下實行）

【不建議採取生酮飲食法的人】

- ☐ 有慢性腎臟疾病，腎臟功能已開始下降的人
- ☐ 有慢性肝臟疾病，肝臟功能已開始下降的人

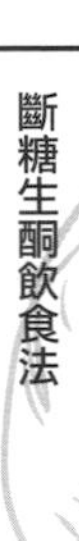

充分攝取椰油，加速啟動「酮體能量」！

萬事起頭難，剛開始限制醣質的 2 ～ 3 天，可能會不斷受到飢餓感糾纏，因想吃白飯或麵包而變得焦躁，滿腦子想要吃甜的東西。

這是因為血液中的含糖量開始下將，但我們的身體還沒有啟動至今未曾用過的「酮體系統」，處於著急尋求葡萄糖的狀態，換句話說，就是「醣中毒」的癮正在發作！

有不少人在經歷這個從「葡萄糖能量」轉換成「酮體能量」的過程，因受不了不吃碳水化合物的艱辛而半途放棄。

像這種時候，就是「椰油」登場的最佳時機！

美國瑪莉博士（Mary T Newport, M.D.）曾經在其著作中向全世界介紹椰油「改善失智症」的強力功效（請參考第 67 頁。）椰油中的中鏈脂肪酸在肝臟中分解後，會產生出酮體，不但可以改善失智症，還能降低對醣質的渴求，有效控制食欲。

以前很多人在執行斷糖飲食法時，都因為不能吃白飯或麵食而堅持不下去。但自從開始攝取椰油後，這種情況減少了許多，大家都異口同聲說：「想吃醣質的感覺降低了」。

吃下椰油後 3 ～ 4 個小時，血液中的酮體濃度會升至高峰。我自己實際嘗試過也發現，一旦攝取椰油，身體就會開始製造出酮體。當酮體濃度變高後，身體就不會因為血糖不足而產生強烈的「想吃」欲望。**只要在飯前 3 ～ 4 小時攝取椰油，就可以在吃飯之前先提高血液中的酮體濃度，避免食欲過度旺盛**。

對於習慣喝咖啡的人來說，最簡單的辦法，就是**每天在咖啡裡加入適量的椰油**。

我習慣每天早上和中午過後，都要喝杯加入椰油的咖啡。這樣一來，就算中午不吃午餐也不會覺得餓，反而可以很有精神地去處理工作上的事。

自從開始攝取椰油之後，明顯感覺到注意力變得更集中，工作起來更有效率。說起來，應該就是因為體內的酮體能量增多，大腦得到活化的結果吧！

不過**如果攝取過多醣質，就算搭配椰油，血液中的酮體濃度還是很難提高**。想要更有效率地產生酮體，「減少醣質」最基本的前提。

我曾經在電視節目上看過人家介紹在土司上塗椰油的吃法。但這個方法雖然充分攝取到椰油，同時也會吃下不少醣質，對製造酮體的效果並不大。

為了確認醣質帶來的影響，我們請來一位實驗者，在攝取等量椰油的情況下，觀察其有吃醣質跟沒吃醣質的差別，結果得出以下數據。很明顯地，即使一樣喝下加了椰油的咖啡，血液中的酮體濃度在限制醣質時依然高出許多。

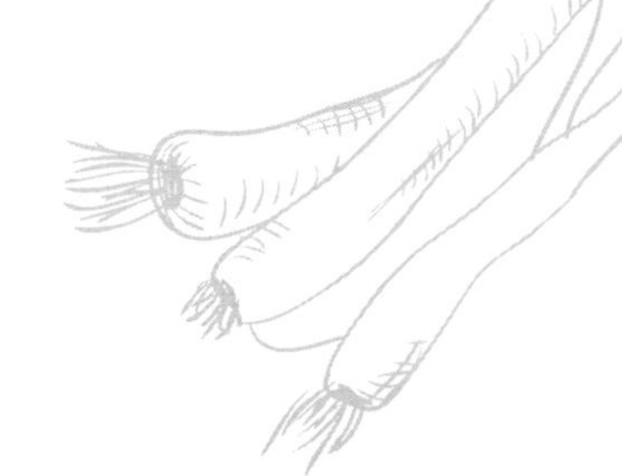

先「減少醣質」再搭配椰油，才能有效生出「酮體能量」！

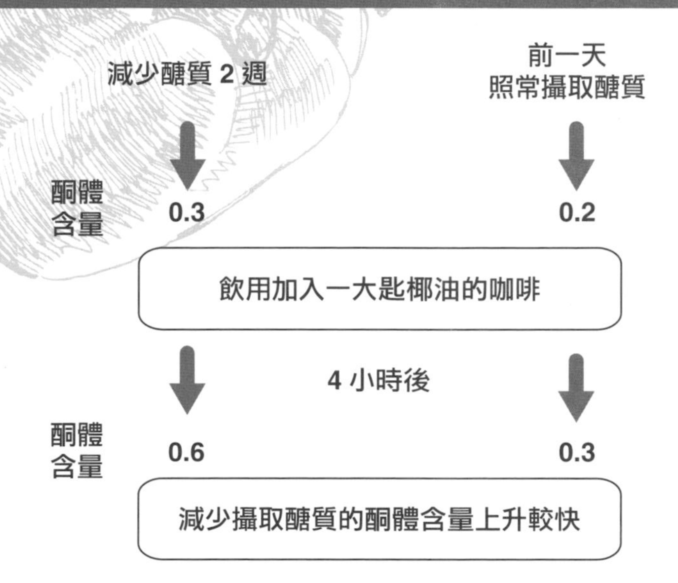

【維持兩個星期的醣質限制】

攝取加入一大匙椰油的咖啡（中鏈脂肪酸約 10 公克）

酮體濃度變化：飲用前 0.3 →飲用後 4 個小時升至 0.6

【前一天正常飲食，攝取醣質】

攝取加入一大匙椰油的咖啡（中鏈脂肪酸約 10 公克）

酮體濃度變化：飲用前 0.2 →飲用後 4 個小時升至 0.3

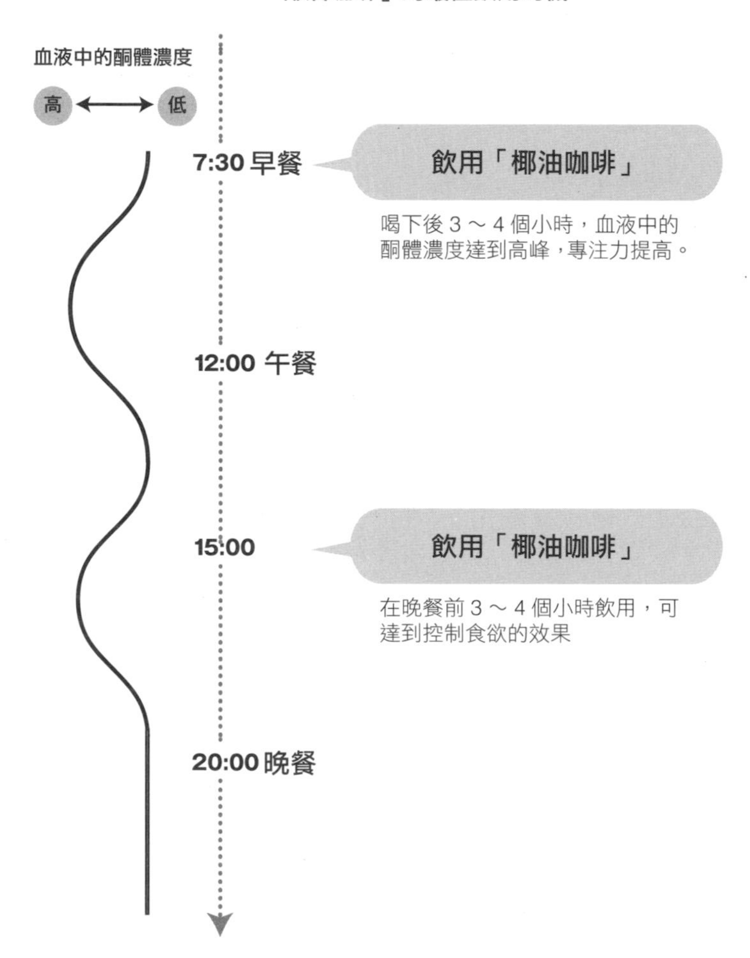

除了咖啡之外，椰油可運用的範圍非常廣泛。以下列舉幾項適合搭配椰油的吃法，每次攝取的椰油量約為一大匙。

【適合搭配椰油的食物】

- **咖啡、紅茶**
  將一大匙椰油和咖啡或紅茶一起倒入果汁機中攪拌，椰油中的油脂成分乳化後，會形成像拿鐵或奶茶般的口味。

- **優酪乳、優格**
  在無糖優格中加入一大匙椰油，微微的甜味會讓味道更加醇厚。

- **味噌湯**
  在味噌湯（沖泡的速食湯亦可）中加進一點椰油，喝起來會像豬肉味噌湯般濃郁。

- **可可、豆漿、番茄汁**
  很適合搭配椰油的味道。

- **納豆**
  加入椰油可以降低納豆刺鼻的臭味，讓口感更滑順。

- **韓國泡菜**
  椰油有助於緩和泡菜的酸味及辣味。

13 條飲食建議，促進斷糖生酮，從日常生活打造神奇的「酮體能量」

只要減少吃下肚的醣質，並搭配適量椰油或椰奶，就能促進體內生成酮體能量，轉換成不易生病的「生酮體質」。

經過多方臨床研究及科學證實後發現，其實**促進酮體能量的形成並不難，只要稍微改變飲食習慣就能夠辦到**，而且不分對象，每個人都可以輕易在日常生活中執行。接下來，將具體介紹 13 條加速形成生酮體質的「飲食建議」。

建議 ❶ 每天一杯現榨蔬果汁

多年來，我每天早餐都習慣喝一杯使用大量當季蔬果打出來的蔬果汁。

蔬菜及水果中的抗氧化物質有預防老化的效果，同時，還含有促進新陳代謝的豐富維生素及礦物質。將大量蔬果打成蔬果汁飲用，是攝取這些營養最有效率的方法。

就算早上總是匆匆忙忙，沒有時間榨果汁喝的人，最好也能每天找別的時間喝一杯現榨的新鮮蔬果汁。

【做現榨蔬果汁的訣竅】

☐ 避免使用糖分高的水果（例：香蕉、鳳梨）。

☐ 在流水下仔細清洗後，連皮一起使用（例：蘋果）。

☐ 盡可能挑選有機的當季蔬菜及水果。

建議❷ 充分攝取蛋白質

充分攝取魚、肉、乳製品及大豆製品中的蛋白質，替代減少的白米飯、麵包、麵食等碳水化合物。蛋白質會成為細胞的原料。負責控制大腦的神經傳遞物質及促進新陳代謝的荷爾蒙，都是由蛋白質分解出來的胺基酸所製造。

每天所需的蛋白質量約是「**體重（公斤）×1.2～1.6**」。舉例來說，體重50公斤的人，每天需要的蛋白質大約是60～80g。**不要天天都只吃魚或只吃肉，必須交替食用才能保持油脂均衡**。

含量高的食物 確實補充「蛋白質」

食物名稱	分量	蛋白質含量
帕瑪森起司粉	1.5大匙（14g）	6.1g
納豆	1小盒（40g）	6.6g
板豆腐	半塊（150g）	9.9g
蛋	2個（100g）	12.3g
豬里肌	100g	22.7g
鮪魚生魚片（赤身）	6片（100g）	26.4g

建議❸一天一顆蛋

雞蛋被稱為營養聖品，裡頭幾乎包含所有人體需要的營養素，是營養價值極豐富的食材。雖然曾經給人膽固醇過高的印象，但現在這個觀念已經受到推翻，**每天吃一顆蛋**才是維持健康的好方式。蛋裡除了含有人體所需要的必須胺基酸（蛋白質）以外，還有大量的維生素、鈣質，以及預防老化的抗氧化物質。

但挑選雞蛋時也要特別小心，避免買到從小施加抗生素的蛋雞所生的蛋。盡可能挑選自然放牧、餵食天然飼料養大的雞所下的蛋，才不會在無意間吃下有害身體的毒素，反而得不償失。

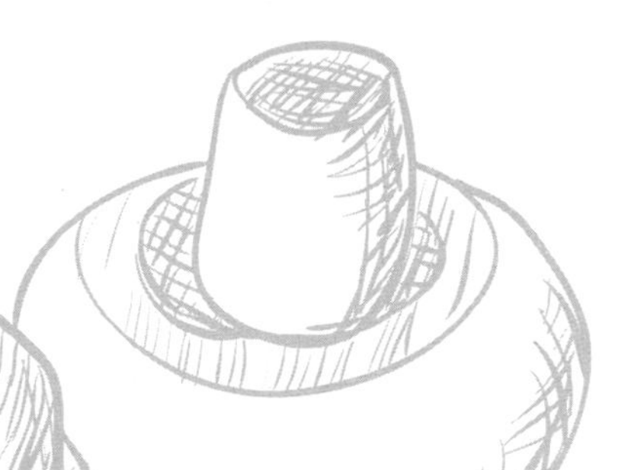

建議❹攝取 Omega-3 脂肪酸（EPA、DHA）

按照現代人的飲食習慣，很容易就攝取到過多的 Omega-6 脂肪酸，而缺乏 Omega-3 脂肪酸。想要減少血管及腦部發炎的症狀，最好積極攝取 Omega-3 脂肪酸，使 **Omega-3 脂肪酸跟 Omega-6 脂肪酸的比例維持在 1 比 1**。

攝取 Omega-3 脂肪酸最有效率的方式，就是多吃含有豐富 EPA、DHA 的生魚片，或是以水煮的方式料理鮮魚。如果不喜歡吃魚，也可以改從 α 亞麻油酸含量高的亞麻仁油、荏胡麻油、印加果油中攝取 Omega-3 脂肪酸。

不過，α 亞麻油酸雖可在體內分解成 EPA、DHA，但因為容易氧化不能加熱，所以不適合用來烹飪，建議加入果汁或拿來拌生菜吃。而且會在體內轉換成 EPA、DHA 的 α 亞麻油酸大約只有 10％左右，所以**想要積極攝取 Omega-3 脂肪酸，吃魚還是最有效的方法**。

除此之外，也不能忘記控制 Omega-6 脂肪酸的攝取量，必須保持相對的油脂平衡。

積極攝取「Omega-3 脂肪酸」含量高的油脂

油脂及食材名稱	Omega-6 脂肪酸的含有比例	Omega-3 脂肪酸的含有比例
亞麻仁油	14%	57%
芥花油	20%	9%
玉米油	54%	0%
棉籽油	50%	0%
紅花油	75%	0%
麻油	42%	0%
大豆油	51%	7%
葵花油	65%	0%
核桃	52%	10%
花生	32%	0%

除了亞麻仁油以外，荏胡麻油、印加果油中的 **Omega-3** 脂肪酸比例也高達約 **50**％以上，可加入果汁中，或是涼拌生菜食用。

積極攝取「Omega-3 脂肪酸」含量高的魚類

魚類名稱	EPA(mg)	DHA(mg)	合計(mg)
黑鮪魚（腹部）	1400	3200	4600
醋漬青花魚	1600	2600	4200
南方黑鮪（腹部）	1300	2700	4000
青甘鰺（人工養殖）	980	1700	2680
青甘鰺	940	1700	2640
秋刀魚	890	1700	2590
遠東擬沙丁魚	1200	1300	2500
沙丁魚乾	1400	1100	2500
沙丁魚（水煮、罐頭）	1200	1200	2400
白帶魚	970	1400	2370
大西洋鮭（人工養殖）	850	1400	2250
青花魚（水煮、罐頭）	930	1300	2230
鰻魚（烤鰻魚）	750	1300	2050

（每 100g 中的含量）

生魚片是最適合的吃法，相較於烤魚，水煮罐頭的 Omega-3 脂肪酸含量更高。

建議❺改用橄欖油或椰油做菜

做菜的時候，盡量挑選橄欖油或椰油。

橄欖油不屬於 Omega-3 或 Omega-6 脂肪酸，不會因影響油脂均衡而造成體內發炎。再加上其**加熱後不易氧化的特性，非常適合用來做料理**。

椰油含有可促進酮體生成的豐富中鏈脂肪酸，而且跟橄欖油一樣**高耐熱、不易氧化**，本身還具有些微的香氣及甜味，很適合入菜。

不過，就算是有益健康的好油，攝取過量也是會出現問題，**適量**即可。絕對不要因為有益健康就大量使用或直接飲用，有可能會導致腹瀉或心血管疾病。

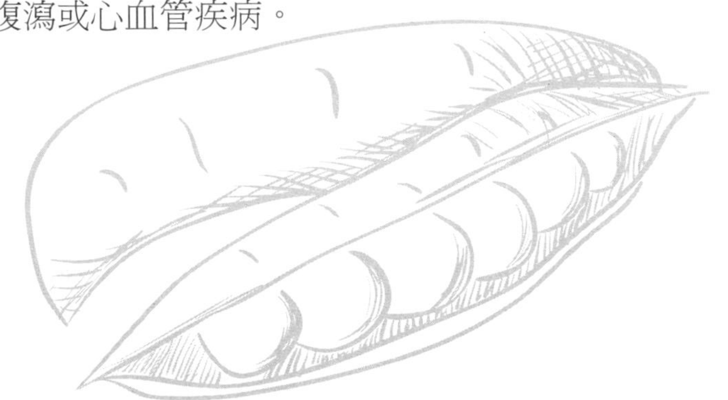

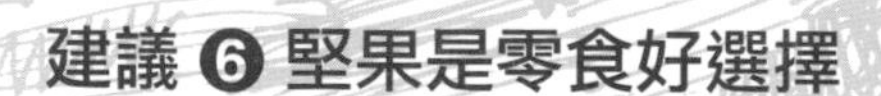

建議 ❻ 堅果是零食好選擇

有些人為了健康著想，硬是忍耐不吃零食。但其實只要選擇不會提高血糖值的食物，吃零食並沒有壞處。

舉例來說，就算上午喝了加椰油的咖啡，到了下午三點整左右，血液中的酮體濃度也下降得差不多了。如果在此時喝杯椰油咖啡搭配一些零食，晚餐前血液中的酮體濃度就會再次上升，反而可以避免吃太多食物。

但即使如此，巧克力或蛋糕、奶油泡芙、冰淇淋等糖分高的甜點還是嚴格禁止。最好選擇**不含醣質的杏仁或核桃、腰果等堅果類**，才能有效提升體內的酮體能量。尤其是富含 Omega-3 脂肪酸的核桃，對調節體內的油脂均衡也有幫助。

建議 ❼ 一天兩杯紅酒

晚餐時間小酌幾杯，是很多人一整天最期待的事。根據調查，**適量飲酒甚至有延長壽命的效果**，不會因此影響到身體的健康。

但是，日本酒及啤酒、雞尾酒等高醣質的酒並不在此限，最好避免飲用。盡量挑選燒酒或威士忌、白蘭地等，醣質含量較少的酒。

其中最推薦的是紅葡萄酒。紅葡萄酒裡含有一種叫「白藜蘆醇」的天然植物抗毒素，有助於增加輸送到腦部的血液量、促進心臟健康、抑制脂肪細胞成長的功能。

但光喝一杯紅葡萄酒無法獲得充分的白藜蘆醇，**建議每天飲用 2 杯**。不過還是要掌握「適量」的原則，不能因為有益健康就過量飲用，否則反而會產生反效果。

建議❽從天然鹽中攝取適量鹽分

攝取過多鹽分容易導致血壓上升，形成動脈硬化。為了預防、改善高血壓的問題，控制鹽分是最直接的方法。

生酮飲食法中，建議大家採取少鹽的料理方式。

我們平常吃的菜餚為了配飯開胃，口味多半偏重。一旦開始減少醣質的攝取量，不需要像之前一樣搭配大量的主食後，幾乎所有人都會覺得平常吃的菜口味太重。

想要做出不配飯也很好吃的菜，不如就先試試看減少一些鹽分吧！對健康也有好處。此外，**盡可能不要使用人工食鹽**，改挑選在太陽下曝曬蒸發等傳統方法製成的天然鹽，或者自然結晶的岩鹽等等，比較不會造成身體的負擔。

建議 ❾ 少吃加工食品

加工食品中含有很多食品添加物、加速血糖上升的醣質、反式脂肪酸等等，充斥各種有害健康的物質，所以能不吃就不要吃，請盡量選擇天然的食物。

但話又說回來，究竟「加工」的定義是什麼？

比如說，品種改良過的小麥算是「加工過」的食物嗎？而鹽巴、醬油、味噌及納豆等發酵食品，嚴格說起來其實也經過加工程序。如果把自然界以外的食物都視為加工食品，那麼能吃的範圍就會變得少之又少。

大家不妨將是否**使用天然食材，並按照傳統方法製作而成**，當作一個判斷是不是加工食品的依據。舉例來說，使用天然食材依照古法製作，花費長時間發酵而成的味噌、醬油及納豆，還有在太陽下曝曬蒸發出的鹽巴，因為不含額外加入的人工添加物，都算是有益健康的好食材。

建議⑩ 細嚼慢嚥

「細嚼慢嚥」是吃飯時的不二法則。

在嘴巴裡仔細將食物嚼碎後再吞下，有助於減少對胃造成的負擔，而且先和唾液中的消化酵素做過充分混合，也有幫助消化的作用。

不只這樣，細嚼慢嚥也能預防吃太多。吃飯吃很快的人，往往在大腦的滿腹中樞還來不及傳出「我吃飽了！」的信號之前，就已經吃下許多食物，一不小心就會吃太多。

除此之外，也可以**改變吃飯的順序，從蔬菜開始吃起**。蔬菜中含有豐富的膳食纖維，咀嚼時自然而然會咬得比較久。而且先吃蔬菜還有一個好處，就是可以降低吃下含醣食物後血糖值上升的速度，抑制胰島素過度分泌。

建議⑪ 沒有食欲時不要勉強進食

一般來說，我們的身體會在感覺到血糖下降時發出「餓了！」的信號，並在血糖上升時通知大腦「吃飽了！」。換句話說，食欲和血糖值可說是環環相扣的一體兩面。

也因此，只要從飲食中減少醣質的攝取，**保持血糖穩定，讓身體開始順利製造出酮體，食欲自然就不容易因血糖值突然飆升或下降而失常**，也不會常常產生「想吃東西」的強烈欲望。

我們的身體會利用體內囤積的脂肪製造出酮體。如果明明已經到平常的用餐時間卻覺得「沒有食欲」，有可能是因為身體裡的脂肪正在燃燒，可說是能量開始產生的證明，並**不需要勉強自己進食**。

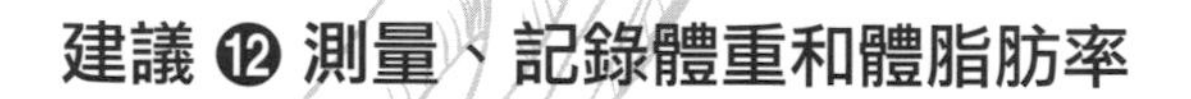

建議 ⑫ 測量、記錄體重和體脂肪率

想知道體內是否已開始產生出酮體，可以將體重及體脂肪當做一個基本的評估依據。

如果體重及體脂肪減少，就代表身體裡的脂肪正在順利燃燒，換句話說，也就是酮體正在被製造出來。

為了掌握體重及體脂肪的變化，建議**每天測量並做記錄**。另外，在做紀錄的時候，也可以一併記下當天吃了什麼、吃了多少，方便之後回顧自己的飲食狀態時，可以確認自己有沒有飲食超量，或是吃太多含醣食物。

就算是同一天內測量，不同時刻測量出的數字還是會有些微的波動。**最好選擇每天睡前或起床後，在固定的時間測量並記錄，準確度會較高**。

建議⑬感到飢餓時先活動身體

活動身體，有促進酮體產生的作用。

感覺到「飢餓」的時候，正是製造酮體的大好機會！通常我們會感到「餓」，是因為體內的血糖值在下降。所以，如果可以在血糖值降低的時候到處走走或做一下運動，身體就會因為能量不足，開始著急尋找別的來源取代匱乏的血糖，進而促進製造出酮體。

覺得肚子餓的時候，先活動一下身體吧！

如果動一動之後反而覺得飢餓感消失，就是身體已開始產生酮體的證明，又往「生酮體質」邁進一步！

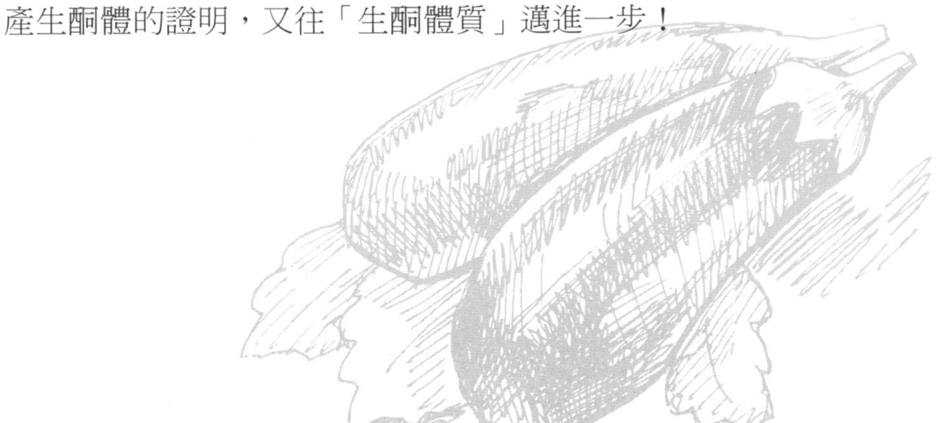

【附錄】高醣質食物、食材一覽表

＊醣質含量約等同於碳水化合物扣除膳食纖維後的重量。
以下標示為各類食物每 100g 中的含量，若醣質超過 10g 即屬高醣質食物。

	食物、食材名稱	碳水化合物（g）	膳食纖維（g）	醣質換算量（g）
稻穀類	玉米片	83.6	2.4	81.2
	低筋麵粉	75.9	2.5	73.4
	莧籽	64.9	7.4	57.5
	法國麵包	57.5	2.7	54.8
	餃子皮	57.0	2.2	54.8
	麻糬	50.3	0.8	49.5
	新鮮麵包粉	47.6	3.0	44.6
	土司麵包	46.7	2.3	44.4
	白米飯	37.1	0.3	36.8
	糙米飯	35.6	1.4	34.2
	中式麵食（水煮）	29.2	1.3	27.9
	義大利麵（水煮）	28.4	1.5	26.9
	麵線（水煮）	25.8	0.9	24.9
	蕎麥麵（水煮）	26.0	2.0	24.0
	烏龍麵（水煮）	21.6	0.8	20.8

	食物、食材名稱	碳水化合物（g）	膳食纖維（g）	醣質換算量（g）
薯類	番薯	31.5	2.3	29.2
	葛粉條（水煮）	33.3	0.8	32.5
	大和芋	27.1	2.5	24.6
	馬鈴薯	17.6	1.3	16.3
	山藥	13.9	1.0	12.9
	里芋	13.1	2.3	10.8
豆類	豌豆（水煮）	25.2	7.7	17.5
	鷹嘴豆	27.4	11.6	15.8
	黃豆粉	31.0	16.9	14.1
	紅豆（水煮）	24.2	11.8	12.4
	四季豆（水煮）	24.8	13.3	11.5
蔬菜	南瓜	20.6	3.5	17.1
	甜玉米（玉米粒罐頭、玉米醬）	18.6	1.8	16.8
	蓮藕	15.5	2.0	13.5
	蠶豆	15.5	2.6	12.9

	食物、食材名稱	碳水化合物（g）	膳食纖維（g）	醣質換算量（g）
水果	葡萄乾	80.7	4.1	76.6
	柿餅	71.3	14.0	57.3
	加州李乾	62.4	7.2	55.2
	香蕉	22.5	1.1	21.4
	鳳梨（罐頭）	20.3	0.5	19.8
	西洋梨（罐頭）	20.7	1.0	19.7
	桃子（罐頭）	20.6	1.4	19.2
	芒果	16.9	1.3	15.6
	葡萄	15.7	0.5	15.2
	橘子（罐頭）	15.3	0.5	14.8
	柿子	15.9	1.6	14.3
	櫻桃（日本產）	15.2	1.2	14.0
	蘋果	14.6	1.5	13.1
	金棗	17.5	4.6	12.9
	西洋梨	14.4	1.9	12.5
	無花果	14.3	1.9	12.4
	鳳梨	13.4	1.5	11.9
	奇異果	13.5	2.5	11.0
	橘子	12.0	1.0	11.0
	柳橙	11 8	1 0	10 8

	食物、食材名稱	碳水化合物（g）	膳食纖維（g）	醣質換算量（g）
調味料	白砂糖	99.2	0	99.2
	黑砂糖	89.7	0	89.7
	蜂蜜	79.7	0	79.7
	味醂	54.9	0	54.9
	日式豬排醬	30.9	1.0	29.9
	咖哩粉	63.3	36.9	26.4
	伍斯特醬	26.8	0.5	26.3
	番茄醬	27.4	1.8	25.6
	甜辣醬	26.3	1.9	24.4
	蠔油	18.3	0.2	18.1
	沙拉醬（和風、無油）	16.1	0.2	15.9

結語

老實說，開始關注酮體相關議題的契機，其實是起自於對現代醫學，尤其是糖尿病治療方式產生的疑惑。

糖尿病是一種會造成血糖居高不下的疾病。但反過來說，如果一開始就不要攝取過多會造成血糖上升的醣質，自然也就不會有血糖值過高的問題。尤其是在糖尿病初期，通常只要減少碳水化合物的食用量，不讓血糖上升，血糖值就能下降到正常範圍中。也因此合理推斷，限制醣質攝取在糖尿病治療上，絕對有其正向效果。

然而，日本糖尿病學會到目前為止還是建議民眾「每天所需總熱量的 50 ～ 60％從碳水化合物中攝取（一天 150 公克以上），20％是蛋白質，剩下的則來自於脂質」。

這樣的攝取方式，每天有一半以上的熱量都來自於碳水化合物（醣質）。說得極端一點，就像是讓大家先去吃會讓血糖上升的食物，然後等到血糖過高後再接受治療，用藥物降下已經上升的血糖值。這種情況非常弔詭，就像是同時踩住車子的油門跟剎車，不知道究竟要不要前進。

一般來說，只要少吃碳水化合物，限制醣質攝取，促進身體製造酮體能量，就能讓血糖值自然保持在較低的狀態（60 ～ 90mg/dl），不需仰賴藥物。

但是，儘管限制醣質對改善糖尿病有益無害，卻依然有部分糖尿病醫師對限制醣質抱持否定的懷疑態度。甚至有很些人誤以為限制醣質等同於完全不吃碳水化合物，或是只吃肉等等，帶著錯誤的有色眼鏡進行批評，而忽略斷糖生酮飲食法中強調的「均衡」概念。

實際上，膽固醇也是一樣的道理。以往大家都認為，膽固醇過高是造成動脈硬化的主因，會提高腦中風或心肌梗塞的風險。因此，一旦發現膽固醇偏高，就會立即開一些降低膽固醇的藥方。

然而，自從 2004 年歐盟（EU）開始提出對「營利企業主導的臨床實驗可信度」存疑，並制定出新規範以後，許

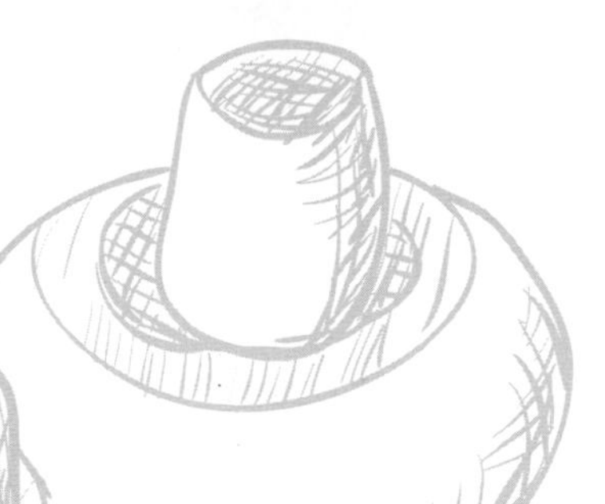

多過往的既有常識接二連三受到了推翻。

舉例來說，在 2004 年以前有很多降膽固醇的藥物都做過臨床實驗證明藥效。但當 2004 年的新規範開始實施後，卻發現很多非但沒有降低膽固醇的實際效果，反而會讓膽固醇越來越高。

2012 年，美國醫學會針對 6 萬名已停經的女性進行調查後發現，服用可降膽固醇的史他汀類藥物的女性，罹患糖尿病的危險竟提高了 48％之多。這次的研究結果，也隨後發表在雜誌刊物『Archives of Internal Medicine』中。

如果服用降膽固醇的藥物後，既沒有降低膽固醇，反而提高罹患糖尿病的風險，那究竟為何要服藥？

不只是這樣，近來甚至還有論文指出，膽固醇跟心臟疾病間其實並無關聯，讓人不知道到底該相信什麼。

基本上，治療糖尿病及高血壓、血脂異常的藥物，並非真的具有治療的功效。只是依靠藥物來降低血糖、血壓或膽固醇，治標而不治本。當然，若真的能有效降低異常偏高的數值，對需要的患者來說還是有其服用的必要。但可怕的就在於，從最近一些研究數據看來，有些藥物不但沒有實質的改善作用，反而有加重病情的可能。

既然這樣，與其放任病情惡化到不得不服藥，不如藉由調整日常飲食生活，努力改善體質，促進體內新陳代謝，對預防、改善各種各樣的疾病也許更有效。

為了自己的身體著想，每個人都應該要仔細思考服藥的真正用意，千萬不要想說等到出了什麼狀況再來吃藥，也不要盲目地服用。在情況惡化到非得仰賴藥物過活之前，不妨先試著著手改變自己的飲食，讓身體維持在健康的狀態，打造不生病的快樂人生吧！

白澤卓二

不同「數據統計方法」下的醫學差異

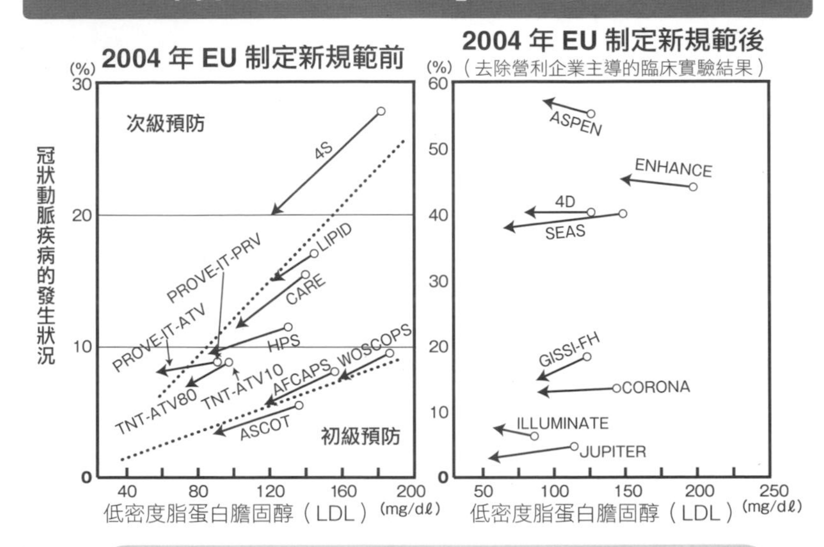

史他汀類降膽固醇藥物的預防心臟疾病效果
往常一直以為低密度脂蛋白膽固醇（LDL）「越低越好」，而持續使用左圖的數據，但自從2004年的新規範出爐後（右圖），發現並沒有預防心臟疾病的實質效果。

服用史他汀類藥物的女性罹患第二型糖尿病的風險

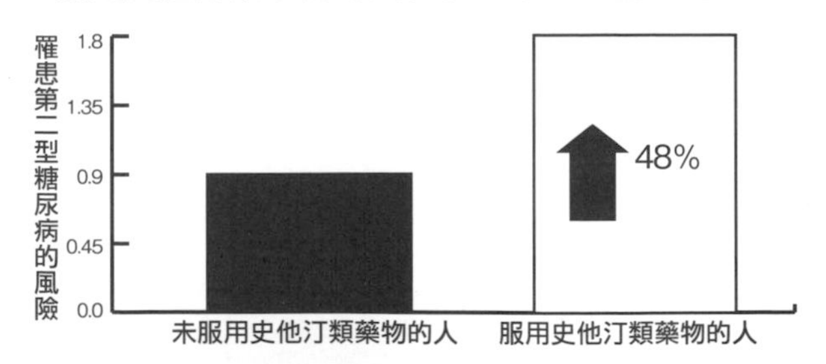

相較於「未服用史他汀類藥物的人」（左），「服用史他汀類藥物的人」（右）罹患糖尿病的機率較高。

『Archives of Internal Medicine』（2012 年 1 月刊）

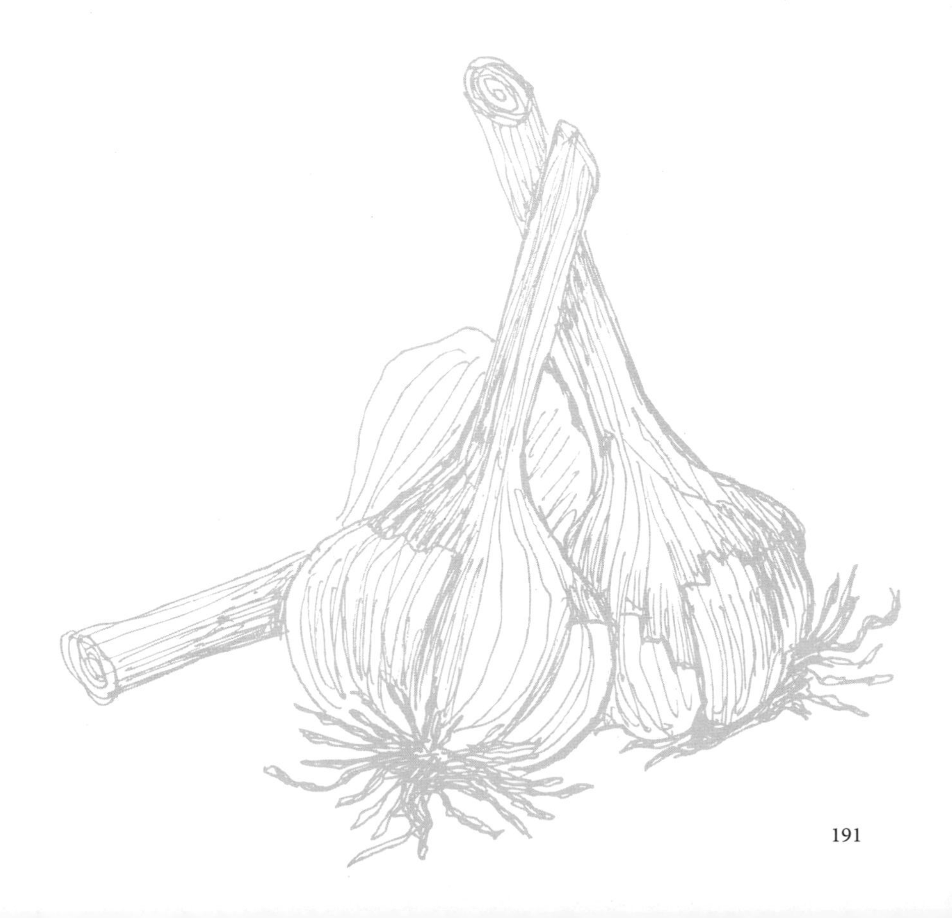

台灣廣廈國際出版集團
Taiwan Mansion International Group

國家圖書館出版品預行編目（CIP）資料

斷糖生酮飲食法【暢銷典藏版】：風靡全世界，健康又有效！日本名醫教你吃出燃脂抗老的酮體能量，打造不生病好體質 / 白澤卓二著. -- 二版. -- 新北市：瑞麗美人, 2022.11
面； 公分
ISBN 978-626-95117-8-5（平裝）
1.CST: 健康法 2.CST: 健康飲食

411.1 111014995

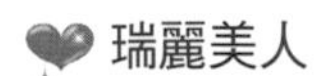

斷糖生酮飲食法【暢銷典藏版】

風靡全世界，健康又有效！日本名醫教你吃出燃脂抗老的酮體能量，打造不生病好體質

作　　者／白澤卓二
翻　　譯／高鳳惠、張育銘
編輯中心編輯長／張秀環・**編輯**／陳宜鈴
封面設計／何偉凱・**內頁排版**／果實文化
製版・印刷・裝訂／東豪・弼聖・秉承

行企研發中心總監／陳冠蒨
媒體公關組／陳柔彣
綜合業務組／何欣穎
線上學習中心總監／陳冠蒨
產品企製組／黃雅鈴

發 行 人／江媛珍
法律顧問／第一國際法律事務所 余淑杏律師・北辰著作權事務所 蕭雄淋律師
出　　版／瑞麗美人國際媒體
發　　行／蘋果屋出版社有限公司
地址：新北市235中和區中山路二段359巷7號2樓
電話：（886）2-2225-5777・傳真：（886）2-2225-8052

代理印務・全球總經銷／知遠文化事業有限公司
地址：新北市222深坑區北深路三段155巷25號5樓
電話：（886）2-2664-8800・傳真：（886）2-2664-8801
郵政劃撥／劃撥帳號：18836722
劃撥戶名：知遠文化事業有限公司（※單次購書金額未達1000元，請另付70元郵資。）

■出版日期：2022年11月
ISBN：978-626-95117-8-5
版權所有，未經同意不得重製、轉載、翻印。

KARADA GA UMAREKAWARU KETONE TAI SHOKUJIHOU
©TAKUJI SHIRASAWA 2015
Originally published in Japan in 2015 by Mikasa-Shobo Publishers Co., Ltd.
Chinese translation rights arranged through TOHAN CORPORATION, TOKYO., and Keio Cultural Enterprise Co., Ltd.